朝日脳活ブックス5

ことわざ・慣用句で鍛える漢字脳トレ帳

書き込んで鍛える!

Training Note

朝日新聞出版

もくじ

世間・生活にちなんだ慣用句・ことわざ／道徳・マナーにちなんだ慣用句・ことわざ
人間関係にちなんだ慣用句・ことわざ／夫婦にちなんだ慣用句・ことわざ
親子にちなんだ慣用句・ことわざ／友人・仲間にちなんだ慣用句・ことわざ
人生にちなんだ慣用句・ことわざ／恋愛にちなんだ慣用句・ことわざ
成功・失敗にちなんだ慣用句・ことわざ／決意・勇気にちなんだ慣用句・ことわざ
性格・態度にちなんだ慣用句・ことわざ／我慢・努力にちなんだ慣用句・ことわざ
争い・勝負にちなんだ慣用句・ことわざ／お金・貧富にちなんだ慣用句・ことわざ
悪・罰にちなんだ慣用句・ことわざ／季節・天気にちなんだ慣用句・ことわざ
災難・困難にちなんだ慣用句・ことわざ

応用編 チャレンジ問題 …… 127

古典の書き出しを味わう
❶ 紫式部『源氏物語』 45
❷ 清少納言『枕草子』 89

索引 …… 159

刀剣にちなんだ慣用句・ことわざ …… 50
歌舞伎・相撲にちなんだ慣用句・ことわざ …… 52
「一…二…三…」のことわざ …… 54
猫にまつわる慣用句・ことわざ …… 136
健康・医療にまつわる慣用句・ことわざ …… 140
江戸いろはかるたを愉しむ …… 149

参考文献
『「言いたいこと」から引ける慣用句・ことわざ・四字熟語辞典 新装版』西谷裕子編 東京堂出版
『大きな文字で見やすい 故事・ことわざ事典』金田一秀穂監修 成美堂出版
『ことわざを知る辞典』北村孝一編 小学館
『精選版 日本国語大辞典』各巻 小学館
『デジタル大辞泉』小学館

はじめに

先人の知恵を表すことわざ・慣用句で
心と頭をリフレッシュ！

普段から何気なく耳にしていることわざや慣用句。一つひとつをじっくり見てみると、その奥深さに気づくことがあります。たとえば「猿も木から落ちる」ということわざ、木登りの達人である猿がドジっちゃう光景を想像すると、なんだか微笑ましいですよね。でもその背後には、「だれでも失敗することがある」という深いメッセージがこめられているのです。

本書では、478問の問題とコラム記事を通じ、ことわざ・慣用句の魅力に触れることができます。日常会話やニュースで使われる身近な表現から、知っていると自慢できるハイレベルな言葉まで取り揃えており、さらに勘違いしやすい表現や難読語も登場するので、言葉を思い出すトレーニングに最適でしょう。巻末には便利な索引もついているので、単語帳として活用することもできます。

ことわざや慣用句は、先人の知恵やユーモア、時には失敗から生まれたものばかり。迷ったとき、困ったときの有益なアドバイスとなり、“生きるヒント”として役立つでしょう。本書を通して、頭の体操を楽しみつつ、言葉の奥深さやその魅力にもぜひ触れてみてください。

朝日脳活ブックス編集部

第1章

すべて使いこなしたい！ 知っておきたい基本語

全172問

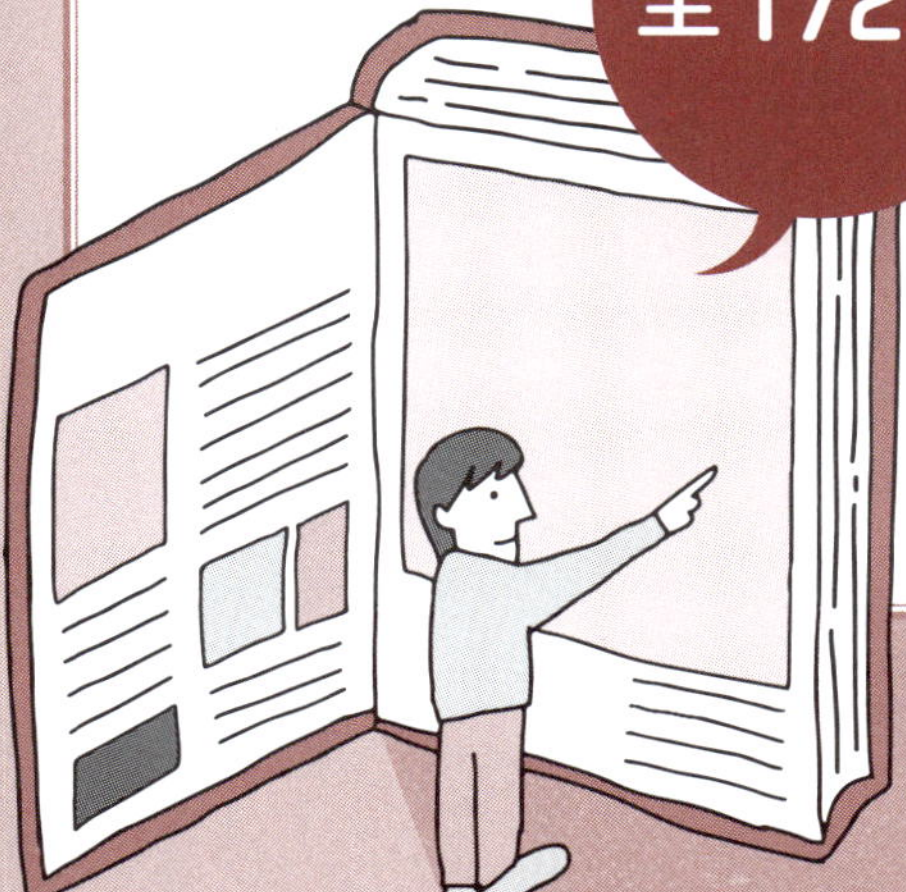

第1章

本章では、中学生くらいならすでに知っている身近なワードから、数字や色、動物にちなんだ表現まで、常識として知っておきたい慣用句・ことわざを収録しています。言葉の意味を改めて確認し、その奥深さを味わうことで、みなさんの言葉の引き出しが豊かになるでしょう。

【実力レベル診断】

全172問のうち、どのくらい正解したのか採点してみましょう。

160問以上正解 ：博士レベル
135問以上正解 ：秀才レベル
110問以上正解 ：一般レベル

第1章のことわざ

荒《あら》馬《うま》の轡《くつわ》は前《まえ》から

【意味】

難解な問題でも、正面から正々堂々と当たるのがよいというたとえ。

興奮している暴れ馬に轡（口輪）をはめる際には、後ろからだとかえって危ないので、正面から近寄って押さえるのがよいということ。転じて、困難な問題に直面したときでも、小細工を考えるのではなく、正攻法で堂々と立ち向かうべきだという教えを表します。何事でも逃げることなく、正面から解決に向けて取り組みたいものです。

日常生活でよく使う慣用句・ことわざ ①

ヒントを参考に、空欄に当てはまる漢字を入れてください。

1
あれこれ言っても仕方ない
□より証拠

2
お安い御用です
朝□前

3
本当かどうかあやしい
根も□もない

4
横取りだ！
漁夫の□

5
恥ずかしいなぁ
□から火が出る

6
集中砲火を浴びています
□面に立つ

7
愛が失われて……
秋□が立つ

8
巧みな話術でイチコロ
口□に乗る

9
自業自得
□から出た錆《さび》

10
あこがれの存在
高嶺の□

11
思いがけない幸運
怪我の□名

12
自分には無関係の出来事
対□の火事

8 言葉巧みにだまされてしまうことや、おだてに乗ることを表す言葉

答えは次ページ

日常生活でよく使う慣用句・ことわざ①

1
論《ろん》より証拠《しょうこ》

真実を明らかにするには、あれこれ議論をするよりも、明白な証拠を示すほうが確かであるということ。

2
朝《あさ》飯《めし》前《まえ》

とても簡単なこと。朝食前のわずかな時間、あるいは空腹な状態でもできるほど、容易であることから。

3
根《ね》も葉《は》もない

根拠や証拠がまったくなく、でたらめであること。植物の生育の土台となる根や葉がないことから。

4
漁夫《ぎょふ》の利《り》

争いに乗じ、第三者が利益を横取りすること。鴫《しぎ》と蛤《はまぐり》の争いに乗じ、漁師が両方を捕らえた故事に由来。

5
顔《かお》から火《ひ》が出《で》る

人前でひどく恥ずかしい思いをすること。顔が赤く熱くなるさまを「火が出る」とたとえた表現。

6
矢《や》面《おもて》に立《た》つ

抗議や批判、質問などを受ける立場にあること。飛んでくる矢の正面に立ちはだかるさまにちなみます。

7
秋《あき》風《かぜ》が立《た》つ

男女の関係にひびが入り、愛情が冷めること。「秋」は「飽き」に通じ、新鮮さが失われることを示します。

8
口《くち》車《ぐるま》に乗《の》る

うまい言葉でだまされること。「口車」は口先だけの巧みな話術のことで、それに乗ってしまうことから。

9
身《み》から出《で》た錆《さび》

外部の要因ではなく、自分の行為により悪い結果を招くこと。刀身から生じた錆が刀をだめにすることから。

10
高《たか》嶺《ね》の花《はな》

遠くから眺めるだけで手の届かない、あこがれのもの。魅力的な人や高価な物などのたとえ。

11
怪《け》我《が》の功《こう》名《みょう》

失敗や間違いだと思っていたこと、あるいは何気ないことから、思いがけなくいい結果が生まれること。

12
対《たい》岸《がん》の火《か》事《じ》

自分には関係がなく、何の苦痛もないこと。川向こうの火事は、自分に災いをもたらすことのないことから。

日常生活でよく使う慣用句・ことわざ②

ヒントを参考に、空欄に当てはまる漢字を入れてください。

1
ほっと一息
肩の□が下りる

2
単なるうわさとはいえない？
火のない所に□は立たぬ

3
次に言うべき言葉がない
□の句が継げない

4
戦乱で世の中がボロボロでも
□破れて山河あり

5
子どもはいつも自分勝手
親の心□知らず

6
災いの渦中にわざわざ
飛んで火に入る□の虫

7
小さくても馬鹿にするな
一寸の虫にも五分の□

8
貧しくても誇り高い
□□は食わねど高楊枝

8 西洋の貴族が重んじた「ノブレス・オブリージュ（高貴なる者の義務）」の精神に通じる言葉

答えは次ページ

日常生活でよく使う慣用句・ことわざ ②

1

肩《かた》の荷《に》が下《お》りる

責任や負担から解放され、ほっとして気が楽になること。重たい荷物を肩から下ろし、身軽になることから。類義語に「肩が軽くなる」「愁眉《しゅうび》を開く」など。

2

火《ひ》のない所《ところ》に煙《けむり》は立《た》たぬ

火がなければ煙も立たないように、事実がないところにはうわさも立たないというたとえ。うわさが立つのは、その原因となる事実があるはずだということ。

3

二《に》の句《く》が継《つ》げない

あきれたり驚いたりして、言葉が出ないこと。「二の句」は、平安時代に親しまれた宮廷歌謡の「朗詠《ろうえい》」の用語で、高音で歌うため声を発するのが難しかったのだとか。

4

国《くに》破《やぶ》れて山河《さんが》あり

戦争に負けて国が滅びても、山や川だけは昔の姿を残している。中国の詩人、杜甫《とほ》の詩「春望《しゅんぼう》」の冒頭の一節が由来で、人間の愚行と大自然が見事に対比されています。

5

親《おや》の心《こころ》子《こ》知《し》らず

親の愛情や気持ちは子どもに通じにくく、いつも勝手な行動をしているということ。親子だけでなく、上司と部下、師匠と弟子の関係などを表すこともあります。

6

飛《と》んで火《ひ》に入《い》る夏《なつ》の虫《むし》

自ら危険や災難に飛びこむことのたとえ。光に向かって飛んでいく虫の習性にちなんだ言葉で、夏の夜に虫が炎の中に飛びこみ、焼け死ぬさまを表しています。

7

一寸《いっすん》の虫《むし》にも五分《ごぶ》の魂《たましい》

弱小なものでも、それ相応の意地や感情を持っているのだから、馬鹿にしてはいけないという教え。一寸の小さな虫でも、体長の半分に及ぶ五分の魂があるということ。

8

武士《ぶし》は食《く》わねど高楊枝《たかようじ》

困窮しても弱みを見せず、志を高く持ち続けることのたとえ。武士は仮に貧しくても、たらふく食事をとったふりをして、ゆったり楊枝を使うという意味。

日常生活でよく使う慣用句・ことわざ ③

空欄に当てはまる漢字を入れてください。

1 鬼に□棒

2 竹□の友

3 □後の筍《たけのこ》

4 年寄りの冷や□

5 風雲□を告げる

6 楽あれば□あり

7 習うより□れよ

8 両□並び立たず

9 氷□の一角

10 同じ□の狢《むじな》

11 死人に□なし

12 光陰□の如し

9 見えている状況や問題は、全体のほんの一部にすぎない

答えは次ページ

答え

日常生活でよく使う慣用句・ことわざ③

1

鬼《おに》に金《かな》棒《ぼう》

強いものにより一層の強さが加わること。ただでさえ強い鬼に、さらに武器を持たせるという意味から。

2

竹《ちく》馬《ば》の友《とも》

子どもの頃からともに遊んでいた友人、幼なじみ。または、よきライバル。中国の故事が由来。

3

雨《う》後《ご》の筍《たけのこ》

同類のものが相次いで発生することのたとえ。雨が降った後にタケノコが次々に生えることから。

4

年《とし》寄《よ》りの冷《ひ》や水《みず》

老人が無理をして、年齢にふさわしくない行いをすること。そうした行為への警告や冷やかしに使う言葉。

5

風《ふう》雲《うん》急《きゅう》を告《つ》げる

世の中が不穏で、大きく変動しそうな情勢。風と雲の動きに、嵐になるような気配があるという意味から。

6

楽《らく》あれば苦《く》あり

人生には楽しいこともあれば、苦しいこともあるということ。楽と苦は表裏の関係にあるということ。

7

習《なら》うより慣《な》れよ

知識として教わるより、体験や練習を重ねるほうがしっかり身につくこと。実体験の大切さを説いた言葉。

8

両《りょう》雄《ゆう》並《なら》び立《た》たず

同じ力を持つ英雄が二人いると必ず勢力争いが起こり、どちらか一方が倒れることになるということ。

9

氷《ひょう》山《ざん》の一《いっ》角《かく》

物事のごく一部が表面に現れていることのたとえ。不祥事や悪事などの大部分が、隠れたままであること。

10

同《おな》じ穴《あな》の狢《むじな》

関係のない別のものに見えても、実は同類、仲間であることのたとえ。狢は、アナグマ。

11

死《し》人《にん》に口《くち》なし

死んでしまえば、無実の罪でも釈明できない。当事者が亡くなり、真相がわからない状況などを指します。

12

光《こう》陰《いん》矢《や》の如《ごと》し

放たれた矢のように、月日が過ぎるのは早いこと。「光」は日、「陰」は月を指し、「光陰」は月日の比喩。

日常生活でよく使う慣用句・ことわざ④

空欄に当てはまる漢字を入れてください。

1
一年の□は元旦にあり

2
来年の事を言えば□が笑う

3
大□呂敷を広げる

4
□は天下の回り物

5
腹の□の居所が悪い

6
飛ぶ□を落とす勢い

7
水を得た□のよう

8
門前の小僧習わぬ□を読む

8 寺の近くに住んでいると、日常的に耳にしているので

答えは次ページ

日常生活でよく使う慣用句・ことわざ④

1

一年《いちねん》の計《けい》は元旦《がんたん》にあり

何事も初めが重要なので、一年の計画は元日の朝に立てるべきだということ。「一年の計は元旦にあり」の前に「一日の計は朝にあり」を付けた表現もよく使われます。

2

来年《らいねん》の事《こと》を言《い》えば鬼《おに》が笑《わら》う

明日のことさえわからないのに、来年のことなど予知できるはずがないので、言い出しても仕方ない。恐ろしい鬼でさえ笑うくらいに、おかしいということ。

3

大風呂敷《おおぶろしき》を広《ひろ》げる

できそうにもない壮大な話や計画を持ち出すこと。包む物がたいしてないのに、綿などでかさ増しして〝大風呂敷〟に見せて見栄を張ったことに由来するとも。

4

金《かね》は天下《てんか》の回《まわ》り物《もの》

金銭は一つの場所にとどまっているものではないので、今手にしている金銭もいつかはなくなってしまう。今はお金がなくても、いつかはめぐってくるということ。

5

腹《はら》の虫《むし》の居所《いどころ》が悪《わる》い

機嫌が悪くて、少しのことで腹を立てること。古くは、体や感情の不調の原因は、体内に宿る「虫」のしわざだと考えられていました（➡P138）。

6

飛《と》ぶ鳥《とり》を落《お》とす勢《いきお》い

権力や威勢がとても盛んなさま。空を飛んでいる鳥も圧倒されて落ちてくるほど、勢いがあるというたとえ。類義語に「破竹の勢い」「日の出の勢い」など。

7

水《みず》を得《え》た魚《うお》のよう

自分の活躍できる場所を得て、生き生きとしていることのたとえ。本領を発揮しているさま。水がなければ活動できない魚も、水の中では自由に泳ぎ回れることから。

8

門前《もんぜん》の小僧《こぞう》習《なら》わぬ経《きょう》を読《よ》む

寺の近くに住んでいる子どもは、知らず知らずのうちにお経を唱えることができるようになるということ。置かれている環境がいかに大切なのかを示す言葉。

座右の銘・教訓に使える慣用句・ことわざ①

ヒントを参考に、空欄に当てはまる漢字を入れてください。

1

口先だけでは……

言うは易く□うは難し

2

シニア世代の心得？

老いては□に従え

3

疑われる行為は慎みましょう

李□に冠を正さず

4

全体像が見えていない

木を見て□を見ず

5

余計な手出しはやめよう

触らぬ□に祟りなし

6

努力によって花開く

玉磨かざれば□なし

7

何事もほどほどに

□ぎたるは猶《なお》及ばざるが如し

8

協力すれば妙案が浮かぶ!?

三人寄れば文殊の□□

8 「文殊」は、合格祈願などで知られる菩薩

答えは次ページ

座右の銘・教訓に使える慣用句・ことわざ①

1

言《い》うは易《やす》く行《おこな》うは難《かた》し

口で言うのは簡単でも、言ったことを実行するのは難しいこと。古代中国の政論書『塩鉄論《えんてつろん》』にある「之《これ》を言うは易くして、之を行うは難し」という一節に由来。

2

老《お》いては子《こ》に従《したが》え

年をとったら何事も子どもに任せて従うのがよいという教え。かつては女性を対象にした儒教の考えに基づく言葉でしたが、現在は老人のあるべき姿を表します。

3

李《り》下《か》に冠《かんむり》を正《ただ》さず

スモモ（李）の木の下で冠を直そうと手を上げると、果実を盗んでいるように見えるため、そこで直すべきではないということ。疑われる行動は慎むべきという教え。

4

木《き》を見《み》て森《もり》を見《み》ず

一本の木だけを見て森が見えていないように、物事の細かい部分にこだわりすぎて本質や全体が見えていないこと。類義語に「木を数えて林を忘れる」など。

5

触《さわ》らぬ神《かみ》に祟《たた》りなし

その物事に関係しなければ、災いを招くことはない。面倒なことには手を出すなという教え。「神」は、不幸な最期を迎えた人の霊が〝祟り神〟となったもののこと。

6

玉磨《たまみが》かざれば光《ひかり》なし

どんな玉でも磨かなければ美しい光沢は出ないということ。優れた才能を持っていても、学問や教養を積まなければ立派な人物になることはできないという教え。

7

過《す》ぎたるは猶《なお》及《およ》ばざるが如《ごと》し

何事でもやり過ぎるのは、やり足りないことと同じくらいよくないということ。やり過ぎを戒める言葉。古代中国の思想家、孔子《こうし》の言葉が由来とされます。

8

三人《さんにん》寄《よ》れば文殊《もんじゅ》の知恵《ちえ》

平凡な人でも三人集まって協力すれば、いい知恵や解決策が出てくるものだということ。「文殊」は、知恵の神さまとして知られる文殊菩薩のこと。

座右の銘・教訓に使える慣用句・ことわざ②

ヒントを参考に、空欄に当てはまる漢字を入れてください。

1
取り返しがつかなくなる前に
後悔□に立たず

3
くよくよせず、割り切ろう
諦めは心の□生

5
万一の事態を常に
治に居て□を忘れず

7
節度ある生活が大切
□るを知る者は富む

2
悪口を言うと後味が悪い
物言えば唇寒し□の風

4
調子に乗らないように
勝って兜の□を締めよ

6
少額でも大切にしたい
一銭を笑う者は一銭に□く

8
死後も残るからこそ
人は一代□は末代

5「治」は、世の中が平和に治まっていること

答えは次ページ

座右の銘・教訓に使える慣用句・ことわざ②

1

後悔《こうかい》先《さき》に立《た》たず

すんでしまったことを後になって悔やんでも、取り返しがつかないこと。事前によく考えてから行動すべきという教え。類義語に「死んだ子の年を数える」など。

2

物言《ものい》えば唇寒《くちびるさむ》し秋《あき》の風《かぜ》

松尾芭蕉の句の一つ。人の悪口を言うと後味が悪く、さびしい気持ちがする。うっかり余計なことを言うと、人の恨みを買って災いを招くものだという意味。

3

諦《あきら》めは心《こころ》の養生《ようじょう》

失敗や不運をくよくよ考えるより、思い切ってきっぱりとあきらめたほうが心の健康によいということ。「養生」は、健康を増進するよう心がけること。

4

勝《か》って兜《かぶと》の緒《お》を締《し》めよ

成功しても慢心せず、物事に用心深く取り組むことのたとえ。戦いに勝利しても、兜の緒（あごのところで結ぶひも）を締め直すくらいの慎重さを持つこと。

5

治《ち》に居《い》て乱《らん》を忘《わす》れず

事件や事故などがない平和なときでも、戦乱を想定し、準備を怠らず油断しないこと。いざというときに慌てないよう、物事が順調なうちに準備すること。

6

一銭《いっせん》を笑《わら》う者《もの》は一銭《いっせん》に泣《な》く

わずかな金額でも粗末に扱うと、いつかはその金額に困ることになるという戒め。大正時代、逓信省が公募した貯蓄奨励の標語の入選作が定着したもの。

7

足《た》るを知《し》る者《もの》は富《と》む

分相応に満足することを知っていれば、たとえ貧しくても心は豊かで、幸せであるということ。欲望には限りがないので、欲深くならないことが大切だという教え。

8

人《ひと》は一代《いちだい》名《な》は末代《まつだい》

人が死ねば肉体はなくなるが、その名は長く後世に伝わるということ。立派な行動を心がけ、後世に名を残すような生き方を促すの際に使われる言葉。

ビジネスで使える慣用句・ことわざ ①

ヒントを参考に、空欄に当てはまる漢字を入れてください。

5 ビジネスの世界を形容する言葉としてよく用いられます

1

我慢を続ける大切さ

□ の上にも三年

2

お墨つき

太鼓 □ を押す

3

のちの利益のために

損して □ とれ

4

早くから鍛えよ

□ は熱いうちに打て

5

油断もすきもない

生き馬の □ を抜く

6

スタートダッシュで勝つ

先んずれば □ を制す

7

マルチな活躍

二足の □ 鞋を履く

8

油断すると足をすくわれる

浅い □ も深く渡れ

答えは次ページ

ビジネスで使える慣用句・ことわざ ①

1

石《いし》の上《うえ》にも三年《さんねん》

冷たい石の上でも、三年間座り続けていれば石も温まるように、どんなに辛くても辛抱していれば、やがては成功を収めることができるということ。

2

太鼓判《たいこばん》を押《お》す

人物や物事の能力や信用、性能、品質などに間違いがないと保証すること。太鼓のような大きな判を押して、確実なものだと保証するという意味。

3

損《そん》して得《とく》とれ

当初は損になったとしても、最終的に大きな利益が得られるように行動すべきという教え。将来を予測し、長期的な視点で物事を見ることの重要性を説いた言葉。

4

鉄《てつ》は熱《あつ》いうちに打《う》て

鉄は高温の柔らかいうちに成形する必要があることから、柔軟性のある若いうちに鍛錬に励むべきということ。物事には時機があり、好機を逃すなという教え。

5

生《い》き馬《うま》の目《め》を抜《ぬ》く

生きている馬の目玉を抜き取るほど、素早い動作で物事を行うこと。ずる賢く、油断できないことのたとえ。利益を出すために相手を出し抜くさまなどを表します。

6

先《さき》んずれば人《ひと》を制《せい》す

他人より先に物事を行えば、有利に立つことができる。後手に回っていては、勝利をつかめないという教え。類義語に「早いが勝ち」「機先《きせん》を制する」など。

7

二足《にそく》の草鞋《わらじ》を履《は》く

両立が困難と思われる二つの職業を、同じ人物が同時に携わること。江戸時代、博打打ちが十手を預かって賭博を取り締まったことがあり、これに由来します。

8

浅《あさ》い川《かわ》も深《ふか》く渡《わた》れ

油断していると、浅い川でも深みにはまることがあるので、深い川と同じように注意深く渡るべきということ。何事にも油断をしてはいけないという教訓。

ビジネスで使える慣用句・ことわざ ②

ヒントを参考に、空欄に当てはまる漢字を入れてください。

1

まずは言い出しっぺから

隗《かい》より□めよ

2

チャンスをとらえよ

□機逸すべからず

3

思っていたよりも簡単

□ずるより産むが易し

4

功績の裏に多大な犠牲が

一将功成りて□骨枯る

5

組織のリーダーになるべき

鶏□となるとも牛□となるなかれ

6

核心を狙う前に、まずは周辺を固めよ

将を射んと欲すれば先ず□を射よ

7

仕上がりには自信あり

□□は流流 仕上げを御覧じろ

8

全力を尽くし、あとは神頼み

人事を尽くして□□を待つ

6 敵の大将を射止めるには、大将を直接狙うのではなく……

答えは次ページ

ビジネスで使える慣用句・ことわざ ②

1

隗《かい》より始《はじ》めよ

物事は言い出した者からやるべきだということ。古代中国の政治家、郭隗《かくかい》が王に「賢者を招聘するなら、まずは近くにいる私を優遇せよ」と述べたという故事に由来。

2

好《こう》機《き》逸《いっ》すべからず

またとないチャンスや得難い機会はそう多くあるものではないので、しっかりつかむべきだということ。類義語に「思い立ったが吉日」「鉄は熱いうちに打て」など。

3

案《あん》ずるより産《う》むが易《やす》し

むやみに心配して悩むより、実際に行動してみれば案外うまくいくこと。もともとは、出産を控えて不安になっている妊婦への励ましの言葉だったそうです。

4

一《いっ》将《しょう》功《こう》成《な》りて万《ばん》骨《こつ》枯《か》る

成功者やリーダーだけが名誉を得ることへの憤りの言葉。一人の将軍が功績をあげる陰で、多くの兵士が戦場で犠牲となって骨をさらしているということから。

5

鶏口《けいこう》となるとも牛後《ぎゅうご》となるなかれ

大きな組織の末端で人から酷使されるよりも、小さな組織のトップになるべきだということ。「鶏（ニワトリ）」は小集団、「牛」は大集団のたとえ。

6

将《しょう》を射《い》んと欲《ほっ》すれば先《ま》ず馬《うま》を射《い》よ

敵の大将を射止めるには、まず乗っている馬を仕留め、その後に大将を狙うべきだということ。大きな目的のためには、周囲のものから狙うのが早道になるということ。

7

細工《さいく》は流流《りゅうりゅう》仕上《しあ》げを御覧《ごろう》じろ

物事のやり方にさまざまな流儀があるので、途中で口をはさまずに、結果を見て判断してほしいということ。できあがりに対する自信のほどを示す言葉。

8

人事《じんじ》を尽《つ》くして天命《てんめい》を待《ま》つ

人としてできる限りのことをやり尽くし、あとは運命に任せること。中国の儒学者、胡寅《こいん》が著した『読史管見《とくしかんけん》』にある「人事を尽くして天命に聴《まか》す」という一節が由来。

数字を使った慣用句・ことわざ

空欄に当てはまる漢字（一、二などの漢数字）を入れてください。

1 親の光は□光り

2 一を聞いて□を知る

3 駆けつけ□杯

4 人間□事塞翁が馬

5 無くて□癖

6 □聞は一見に如かず

7 人を呪わば穴□つ

8 □葉落ちて天下の秋を知る

2 頭の回転が速く、理解力が高い

答えは次ページ

数字を使った慣用句・ことわざ

1

親《おや》の光《ひかり》は七光《ななひか》り

親の社会的地位や名声が高いことで、子どもの出世に大きく役立つこと。「七」は大きな数を表し、「七光り」で強い威光を示しています。

2

一《いち》を聞《き》いて十《じゅう》を知《し》る

物事の一部を聞いただけで全体を理解できるほど、聡明であること。『論語』の公冶長《こうやちょう》篇に、孔子《こうし》の弟子の顔回《がんかい》がそのような人物であったと述べられているのが由来。

3

駆《か》けつけ三杯《さんばい》

宴会に遅れてやって来た人に対し、罰として立て続けに酒を三杯飲ませること。平安時代、即興の詩歌を作れない者への罰として広まったのがルーツ（諸説あり）。

4

人《じん》間《かん》万《ばん》事《じ》塞《さい》翁《おう》が馬《うま》

不運が幸運につながることもあれば、その逆もあり、見定めるのは難しい。塞翁という老人の子が落馬して骨折したが、おかげで徴兵を免れたという中国の故事に由来。

5

無《な》くて七癖《ななくせ》

どんな人にも、よく観察してみれば多少の癖はあるものだということ。癖があるのは当然なので、気にしても仕方ない。「七」は「無くて」との語呂合わせ。

6

百聞《ひゃくぶん》は一見《いっけん》に如《し》かず

人から何度も話を聞くより、一度自分の目で見るのが確かで、よくわかること。中国の歴史書『漢書《かんじょ》』の一節「百聞は一見に如かず、兵は隃《はる》かにして度《はか》り難し」※に由来。

7

人《ひと》を呪《のろ》わば穴《あな》二《ふた》つ

他人を呪って殺そうとすれば、その報いが自分にも及ぶため、墓穴が二つ必要になるという意味。人に危害を与えようとすれば、自分も同じ害を受けるというたとえ。

8

一葉《いちよう》落《お》ちて天下《てんか》の秋《あき》を知《し》る

他の木より早く落葉するというアオギリの葉が一枚落ちるのを見て、秋の訪れを察知すること。わずかな前兆をとらえ、その後の大勢を予知することのたとえ。

※「前線がはるか遠くにあるので、戦争の状況を理解するには、伝聞よりも直接見たほうがよい」という意味

色にちなんだ慣用句・ことわざ

ヒントを参考に、空欄に当てはまる漢字（色）を入れてください。

1
自分のことは後回し
紺屋《こうや》の□袴

2
健在であるうちは
目の□いうち

3
しょんぼり
□菜に塩

4
まだまだひよっこ
嘴《くちばし》が□色い

5
美しい女性が泣いています
□涙を絞る

6
お客が来なくて暇だなぁ
お□を挽く

7
周囲の仲間から影響を受けやすい
□に交われば赤くなる

8
口を閉ざすことも重要
雄弁は銀 沈黙は□

9
柿が色づき、過ごしやすい季節に
柿が□くなると医者が青くなる

10
青色の染料の元は？
青は□より出でて□より青し

2 「絶対に許さない」という気持ちを示す際によく使われます

答えは次ページ

色にちなんだ慣用句・ことわざ

1 紺屋《こうや》の白《しろ》袴《ばかま》

自分の袴を染める暇がない染物屋（紺屋）のように、他人のことで忙しく、自分のことに手が回らないこと。

2 目《め》の黒《くろ》いうち

生きている間。日本人の多くが、虹《こう》彩《さい》が黒っぽい〝黒目〟であることにちなむ言葉。

3 青菜《あおな》に塩《しお》

葉野菜に塩をかけると、水分が失われてしおれてしまうように、気持ちが急に落ちこんでしょげるさま。

4 嘴《くちばし》が黄《き》色《いろ》い

年齢が若くて経験が足りない人のこと。未熟者を見下す言葉。ひな鳥のくちばしが黄色いことから。

5 紅《こう》涙《るい》を絞《しぼ》る

強い悲しみや哀れみなどにより、若くて美しい女性が涙を流すこと。「紅涙」は、血の涙。

6 お茶《ちゃ》を挽《ひ》く

暇を持て余すことのたとえ。お客がついていない遊女が、茶臼《ちゃうす》で茶を挽く仕事をさせられたことから。

7 朱《しゅ》に交《まじ》われば赤《あか》くなる

人は周囲の環境から影響を受けやすく、付き合う仲間や友人によって良くも悪くもなりうるということ。朱色の顔料が付着すれば、微量でも赤く染まることから。

8 雄弁《ゆうべん》は銀《ぎん》　沈黙《ちんもく》は金《きん》

よどみなく多くを語ることはすばらしいが、度を越すと逆効果になりかねず、むしろ沈黙を守ることが優れている場合もあるということ。もともとは西洋のことわざ。

9 柿《かき》が赤《あか》くなると医者《いしゃ》が青《あお》くなる

柿が赤くなる秋は気候がよく、食べ物も豊富で病気になる人も減り、医者は商売にならず青ざめるということ。類義語に「秋刀魚《さんま》が出ると按摩《あんま》が引っ込む」など。

10 青《あお》は藍《あい》より出《い》でて藍《あい》より青《あお》し

弟子が師匠よりも優れていることのたとえ。青色の染料は植物の藍から採取しますが、その色が原料の藍よりも鮮やかな青であることにちなみます。

動物にちなんだ慣用句・ことわざ

ヒントを参考に、空欄に当てはまる漢字を入れてください。

1
「あれもこれも」ではだめ
虻□取らず

2
たったこれだけ……
□の涙

3
すっかりおとなしい
借りてきた□

4
入浴時間はわずか
□の行水

5
あなたにはムダ
□に真珠

6
怖くて体が……
□に睨《にら》まれた蛙

7
欠点を気にするあまり
角を矯《た》めて□を殺す

8
偉くもないのに
□の威を借る狐

9
目立つことが裏目に
□も鳴かずば撃たれまい

10
周囲が見えていない
□を逐《お》う者は山を見ず

7 「矯める」は、曲がりやゆがみを直すこと

答えは次ページ

動物にちなんだ慣用句・ことわざ

1

虻《あぶ》蜂《はち》取《と》らず

二つのものを同時に取ろうとして、両方とも得られないこと。欲を出して失敗することのたとえ。

2

雀《すずめ》の涙《なみだ》

わずかな量しかないことのたとえ。雀は体が小さいので、涙もほんのわずかであろうということ。

3

借《か》りてきた猫《ねこ》

普段と違っておとなしいさま。ネズミ退治で猫を借りてきても、別の家だと猫はおとなしくなることから。

4

烏《からす》の行水《ぎょうずい》

入浴の時間がとても短く、あっさりしていること。烏の水浴びがすぐに終わることから。

5

豚《ぶた》に真珠《しんじゅ》

真珠を豚に与えても興味を示さないように、価値のわからない人には貴重な物でも役に立たないこと。

6

蛇《へび》に睨《にら》まれた蛙《かえる》

強い相手を前に、恐ろしさのあまり身がすくんで動けないこと。蛙を飲みこもうと蛇が狙っているさまから。

7

角《つの》を矯《た》めて牛《うし》を殺《ころ》す

小さな欠点を直そうとして、かえって全体をだめにしてしまうことのたとえ。牛の曲がっている角をまっすぐに直そうとして、牛を死なせてしまうことから。

8

虎《とら》の威《い》を借《か》る狐《きつね》

強者の権威を頼りにして威張る、ずる賢い小人物のたとえ。他者の権威を利用して、自らの地位を高めること。虎の威勢を借りて威張ったという狐の故事に由来。

9

雉《きじ》も鳴《な》かずば撃《う》たれまい

不必要なことを言わなければ、災いを招かずにすむことのたとえ。キジが鳴かずに静かにしていれば、猟師に撃たれることもないという意味から。

10

鹿《しか》を逐《お》う者《もの》は山《やま》を見《み》ず

鹿を捕まえようとして夢中になっている人は、周囲の山の様子が目に入らなくなるものだということ。目先の利益にとらわれ、他のことが見えなくなることのたとえ。

食べ物・飲み物にちなんだ慣用句・ことわざ

ヒントを参考に、空欄に当てはまる漢字を入れてください。

1
返事がない
□の礫《つぶて》

2
飲み過ぎはだめだけど
□は百薬の長

3
機嫌をとらないと
胡□を揺《す》る

4
ライバルの窮地には
敵に□を送る

5
労せずして利益が
濡れ手で□

6
何事にも時間が必要です
桃栗三年□八年

7
捨て身の覚悟で
□を切らせて骨を断つ

8
わざわざリスクを冒して
火中の□を拾う

9
存在感は抜群！
□椒は小粒でもぴりりと辛い

10
今にも崩れそう
危うきこと累□の如し

4 戦国最大のライバル、上杉謙信と武田信玄にまつわる逸話で有名

答えは次ページ

答え

食べ物・飲み物にちなんだ慣用句・ことわざ

1

梨《なし》の礫《つぶて》

小石は投げると戻らないように、連絡しても返事がないこと。「梨」は「無し」との語呂合わせ、「礫」は小石。

2

酒《さけ》は百薬《ひゃくやく》の長《ちょう》

適量の飲酒は、どんな薬よりも効果があり、心身の健康によいということ。酒飲みの言い訳に使われる言葉。

3

胡麻《ごま》を擂《す》る

他人にへつらって機嫌をとること。ごまをすり鉢ですると、鉢の内側であちこちにくっつくことから。

4

敵《てき》に塩《しお》を送《おく》る

敵対する相手が苦しんでいるときは、弱みにつけこまず、正々堂々と戦うために苦境から救うこと。

5

濡《ぬ》れ手《て》で粟《あわ》

濡れた手で粟をつかむと粟粒がたくさんくっつくように、大した苦労をせず多くの利益を得ること。

6

桃《もも》栗《くり》三《さん》年《ねん》柿《かき》八《はち》年《ねん》

果実が実るまで、桃と栗は三年、柿は八年かかるように、何事でも成就するのに年数がかかるということ。

7

肉《にく》を切《き》らせて骨《ほね》を断《た》つ

自分も痛手を受ける代わりに、相手にそれ以上のダメージを与えること。捨て身の覚悟で敵を倒すこと。剣道において、強敵に勝つ極意として使われた言葉とされます。

8

火中《かちゅう》の栗《くり》を拾《ひろ》う

他人の利益のために危険を冒すこと。危険だと知りながら、その問題を引き受けること。猿におだてられた猫が、炉の中の栗を拾ってやけどしたという西洋の寓話から。

9

山椒《さんしょう》は小粒《こつぶ》でもぴりりと辛《から》い

体は小さくても、優れた才能や鋭い気性を持っているので侮れないというたとえ。山椒の実は小さくても、辛みを与えることで抜群の存在感を発揮することから。

10

危《あや》うきこと累卵《るいらん》の如《ごと》し

積み重ねた卵はグラグラしていて、すぐに崩れそうなように、今にも崩壊してしまいそうな危険な状態のたとえ。「累」は、次々に積み重なっていること。

体の部位にちなんだ慣用句・ことわざ

ヒントを参考に、空欄に当てはまる漢字を入れてください。

1
すべては隠せない
頭隠して□隠さず

2
まずはエネルギー補給を
□が減っては戦ができぬ

3
恩義がある人に対して
□を向けて寝られない

4
未練タラタラ
後ろ□を引かれる

5
許さない、絶対
怨み□髄に入る

6
今言ったばかりなのに
□の根の乾かぬうち

7
感情が見てとれる
□は口ほどに物を言う

8
その話、何度目？
□に胼《た》胝《こ》ができる

5 「入る」に代わって「徹す」に言い換えることもできます

答えは次ページ

体の部位にちなんだ慣用句・ことわざ

1

頭《あたま》隠《かく》して尻《しり》隠《かく》さず

悪事や欠点の一部しか隠せていないのに、すべてを隠したつもりになっている愚かさをあざける言葉。草の中に身を潜める雉《きじ》の、首を隠しても尾が出ているさまに由来。

2

腹《はら》が減《へ》っては戦《いくさ》ができぬ

空腹では精一杯活動できず、よい結果を得ることもできないということ。何かを成し遂げるには、まず腹ごしらえをすることが重要であるということ。

3

足《あし》を向《む》けて寝《ね》られない

相手に対して感謝や尊敬の気持ちを表す言葉。足の裏を向ける行為は、相手より上の立場に立つことになるので、そのような失礼な態度はとれないということ。

4

後《うし》ろ髪《がみ》を引《ひ》かれる

心残りや気がかりなことがあって、きっぱりと断念できない気持ち。後ろ髪を引っ張られるように、未練や名残惜しさが残って前に進めないさま。

5

怨《うら》み骨《こつ》髄《ずい》に入《い》る

心の底から人を憎むこと。「骨髄」は骨の内部にある組織ですが、心の奥底を指すこともあります。憎しみや怒りが体の芯まで染みこむほど、強い気持ちを表します。

6

舌《した》の根《ね》の乾《かわ》かぬうち

言い終わって間もないうち。主に、発言したばかりなのに、それに反する言動をとる人への非難として用いられます。「舌の先の乾かぬうちに」と誤用しないように。

7

目《め》は口《くち》ほどに物《もの》を言《い》う

感情のこもった目つきは、口で話すのに勝るとも劣らないくらい相手の心に訴えるものがあるということ。言葉にしなくても、目つきから本心が感じられるさま。

8

耳《みみ》に胼《た》胝《こ》ができる

同じことを何度も聞かされ、嫌になること。聞き飽きてうんざりすることのたとえ。ペンを毎日使っていると指にペンだこができるように、繰り返し耳にすること。

水の生き物にちなんだ慣用句・ことわざ

ヒントを参考に、空欄に当てはまる漢字を入れてください。

6 冬に食べたい「てっちり」

1
あなたの思うままに
俎板《まないた》の□

2
それでも一流です
腐っても□

3
わずかな負担で莫大なもうけ
海□で鯛を釣る

4
信じこむのもどうかと……
□の頭も信心から

5
世間を知らない
井の中の□大海を知らず

6
おいしいけれど毒が……
□豚は食いたし命は惜しし

7
年長者をリスペクト
□の甲より年の功

8
身の程をわきまえよ
□は甲羅に似せて穴を掘る

答えは次ページ

水の生き物にちなんだ慣用句・ことわざ

1

俎板《まないた》の鯉《こい》

自分では運命を決められず、相手のなすがままにしかならない状態。死を覚悟して開き直るさま。まな板の上で料理されるのを待つ鯉という意味から。

3

海老《えび》で鯛《たい》を釣《つ》る

わずかな労力や元手で大きな利益を得ることのたとえ。高価な鯛を、小さくて安価な海老で釣りあげることから。類義語に「雑魚《ざこ》で鯛を釣る」「蝦蛄《しゃこ》で鯛を釣る」など。

5

井《い》の中《なか》の蛙《かわず》大海《たいかい》を知《し》らず

井戸の中の蛙が外に海があるのを知らないように、自分の狭い知識や経験にとらわれ、広い世界があるのを知らないこと。この後に「されど空の青さを知る」と続きます。

7

亀《かめ》の甲《こう》より年《とし》の功《こう》

人生経験を積んでいるだけに、年長者は貴重な経験や技能を持っているので尊重すべきということ。「亀の甲」は、「功」との語呂を合わせで引き合いに出されたもの。

2

腐《くさ》っても鯛《たい》

価値のあるものは、たとえ落ちぶれてだめになったように見えても、本来の価値を失わないこと。高級魚の代表格である鯛は、少し傷んでも珍重されることから。

4

鰯《いわし》の頭《あたま》も信心《しんじん》から

鰯の頭のようなつまらないものでも、信じこんでしまえばありがたく思われるということ。主に、物事をかたくなに信じる人を揶揄するのに使われます。

6

河豚《ふぐ》は食《く》いたし命《いのち》は惜《お》しし

おいしい河豚は食べたいが、毒にあたって死ぬのは怖いということ。得がたい快楽はあるが、リスクが伴うために恐れ、どうしたらよいのかわからず踏み切れないこと。

8

蟹《かに》は甲羅《こうら》に似《に》せて穴《あな》を掘《ほ》る

蟹は自らの体（甲羅）の大きさに合わせて巣穴を掘るように、人はそれぞれの実力や能力に見合った欲望を持ち、それにふさわしい言動をすべきというたとえ。

植物にちなんだ慣用句・ことわざ

ヒントを参考に、空欄に当てはまる漢字を入れてください。

1
見かけ倒し
独活《うど》の大□

2
巧みに受け流します
□に風

3
松に絡んで美しく咲く
男は松 女は□

4
お似合いのペア
□に鶯《うぐいす》

5
ちぐはぐ
木に□を接ぐ

6
甲乙つけ難いなぁ
何《いず》れ菖蒲か□□

7
新年はめでたくない？
門□は冥土の旅の一里塚

8
この前まで満開だと思ったのに
世の中は三日見ぬ間の□かな

9
子は親に似るものです
□の蔓に茄子はならぬ

10
美しい女性とは……
立てば芍薬 座れば牡丹 歩く姿は□□の花

💡 4 「紅葉に鹿」「牡丹に唐獅子」「竹に虎」とともに花札でおなじみ

答えは次ページ

植物にちなんだ慣用句・ことわざ

1
独活《うど》の大木《たいぼく》

体だけ大きくて役に立たない人のたとえ。独活は長大に成長するが、柔らかいので建材に使えないことから。

2
柳《やなぎ》に風《かぜ》

柳が風になびくように、逆らうことなくあしらうこと。強く出る相手を、軽く受け流すさま。

3
男《おとこ》は松《まつ》 女《おんな》は藤《ふじ》

松に藤が絡まるように、女性は頼りになる男性に寄り添って生きるものであるという昔のことわざ。

4
梅《うめ》に鶯《うぐいす》

梅の枝に鶯がとまってさえずる光景のような、取り合わせのよいもの。美しく調和するもののたとえ。

5
木《き》に竹《たけ》を接《つ》ぐ

前後の釣り合いがとれず、筋が通らないことのたとえ。木と竹という性質の違う物を継ぎ合わせることから。

6
何《いず》れ菖蒲《あやめ》か杜若《かきつばた》

優劣がつけ難く、一つを選ぶのに迷うこと。菖蒲と杜若は似ていて、区別がつきにくいことから。

7
門松《かどまつ》は冥土《めいど》の旅《たび》の一里塚《いちりづか》

門松は、死に近づく道標であるということ。正月は門松を立てて新年を祝うが、そのたびに年を重ね死に近づくことから。一休宗純《いっきゅうそうじゅん》（一休さん）の言葉とされます。

8
世《よ》の中《なか》は三日《みっか》見《み》ぬ間《ま》の桜《さくら》かな

春に満開となる桜の花は、春嵐を受けて三日も見ないうちに散ってしまうように、世の中の移り変わりが早いことのたとえ。江戸時代の俳人、大島蓼《おおしまりょう》太《た》の俳句から。

9
瓜《うり》の蔓《つる》に茄子《なすび》はならぬ

子は親に似るので、平凡な親からは非凡な子は生まれないというたとえ。瓜には瓜しかならないように、何も努力しなければそれ相応の結果にしかならないこと。

10
立《た》てば芍薬《しゃくやく》 座《すわ》れば牡丹《ぼたん》 歩《ある》く姿《すがた》は百合《ゆり》の花《はな》

美しい女性の立ち振る舞いを、スラリと伸びる茎を持つ芍薬、枝分かれした先に豪華な花をつける牡丹、そよ風に揺れる姿が美しい百合の、三種の花でたとえた言葉。

物・道具にちなんだ慣用句・ことわざ①

ヒントを参考に、空欄に当てはまる漢字を入れてください。

1
使い方次第で
諸刃の□

2
見た目の通り
看□に偽りなし

3
念押しのために
□を刺す

4
後は君に任せた！
下□を預ける

5
せっかくの才能なのに……
□の持ち腐れ

6
形勢がよくない
□色が悪い

7
もう元に戻らない
覆水□に返らず

8
思いを隠すことなく
歯に□着せぬ

9
女性が美しく見える
夜目遠目□の内

10
奮戦むなしく
刀折れ□尽きる

11
独立のとき
□簾を分ける

12
思うようにいかずもどかしい
二階から目□

3 材木などに打ちつけ、しっかり固定させるさまに由来

答えは次ページ

物・道具にちなんだ慣用句・ことわざ①

1

諸刃《もろは》の剣《つるぎ》

役に立つものだが、他方では危険になりうるもの。両辺に刃がある剣は、自分を傷つける恐れもあるため。

2

看板《かんばん》に偽《いつわ》りなし

看板に書いてあること、公表されていることが実物と一致していること。外見と中身が一致していること。

3

釘《くぎ》を刺《さ》す

後になって相手が約束を破ったり、言い逃れができたりしないよう、きつく念を押すこと。

4

下駄《げた》を預《あず》ける

相手を信頼し、物事の決定や責任などを一任すること。他人に下駄を預けると身動きできなくなることから。

5

宝《たから》の持《も》ち腐《ぐさ》れ

役に立つ物を持ちながらも、使わずに放っておくこと。優れた才能や手腕があるのに、活用できないたとえ。

6

旗色《はたいろ》が悪《わる》い

物事の成り行きや形勢などが悪いこと。かつて、戦場で翻る軍旗を見て戦況を判断したことに由来します。

7

覆水盆《ふくすいぼん》に返《かえ》らず

一度別れた夫婦は元通りにならないことのたとえ。転じて、一度したことは取り返しがつかないこと。

8

歯《は》に衣《きぬ》着《き》せぬ

包み隠すことなく、思ったことを率直に言うこと。言葉を飾らないでずけずけ言うこと。

9

夜目遠目笠《よめとおめかさ》の内《うち》

女性は、夜見るとき、遠くから見るとき、笠のすき間からのぞき見るときに実際より美しく見えること。

10

刀《かたな》折《お》れ矢《や》尽《つ》きる

戦う手段を使い果たすこと。物事に立ち向かう手段がなくなり、万策が尽きることのたとえ。

11

暖簾《のれん》を分《わ》ける

商店などにおいて、長年よく勤めた店員に自分の店を持たせ、同じ屋号を名乗ることを許すこと。

12

二階《にかい》から目《め》薬《ぐすり》

二階から下の階にいる人に目薬を差すように、遠回しすぎて効果がないこと。もどかしいことのたとえ。

物・道具にちなんだ慣用句・ことわざ ②

ヒントを参考に、空欄に当てはまる漢字を入れてください。

1
内緒にするのは難しい
□に耳あり障子に目あり

3
目立つから憎まれます
出る□は打たれる

5
ケチると痛い目に
安物買いの□失い

7
和気あいあい
笑う□には福来る

2
だれにでも失敗はある
弘法にも□の誤り

4
悪事をトコトン
毒を食らわば□まで

6
全然だめだ……
箸にも□にも掛からない

8
まぐれ当たりに期待
下手な□□も数撃てば当たる

2 「弘法」は、高野山を開いた平安時代の僧侶で、書の達人でもある空海（弘法大師）

答えは次ページ

物・道具にちなんだ慣用句・ことわざ②

1

壁《かべ》に耳《みみ》あり障子《しょうじ》に目《め》あり

壁の向こうで聞かれているかもしれないし、障子の向こうで見られているかもしれないので、隠しごとには注意するようにという戒め。秘密が漏れやすいことのたとえ。

2

弘法《こうぼう》にも筆《ふで》の誤《あやま》り

その道の達人でも、時に失敗することがあるというたとえ。弘法大師のような書の達人でも書き損じることがあるという意味から。類義語に「猿も木から落ちる」など。

3

出《で》る杭《くい》は打《う》たれる

才能がある人は、他人から妬まれやすいということ。また、人より目立つ振る舞いをして憎まれることのたとえ。「出る釘は打たれる」と誤用されがちなので要注意。

4

毒《どく》を食《く》らわば皿《さら》まで

いったん悪事に手を染めた以上、後戻りはできないので、最後まで悪に徹するというたとえ。毒を口にしてしまい、どうせ死ぬならその皿までなめるという意味から。

5

安物《やすもの》買《か》いの銭《ぜに》失《うしな》い

安価な物を買っても、品質が悪くてすぐに壊れてしまうことがあるため、買い替えの出費がかさんでしまうこと。高価な物よりもかえって高くつくこと。

6

箸《はし》にも棒《ぼう》にも掛《か》からない

箸のような小さな物にも棒のような大きな物にも引っ掛けることができないような、ひどすぎて取り扱いようがないさま。何も取り柄のない人のたとえ。

7

笑《わら》う門《かど》には福来《ふくきた》る

仲よく暮らして笑いの絶えない家には、自然に幸福が訪れるということ。「門」は、家や家族。派生語に「学ぶ門には書《ふみ》来る（学問に熱心な人に自然と書物が集まる）」。

8

下手《へた》な鉄砲《てっぽう》も数撃《かずう》てば当《あ》たる

下手な鉄砲撃ちでも、数多く撃てばまぐれ当たりもあること。根気よく続ければ成功するという意味にも、あれだけ繰り返せば成功するという皮肉にも使われます。

地名・場所にちなんだ慣用句・ことわざ

ヒントを参考に、空欄に当てはまる漢字を入れてください。

1

さあ、やるぞ！

いざ鎌□

2

会議は踊る、されど進まず

小田□評定

3

不思議な縁に導かれ

牛に引かれて□□寺参り

4

明智《あけち》光秀《みつひで》の裏切り

敵は□□寺にあり

5

筋違いな仕返し

江戸の敵を□□で討つ

6

気前がいいから

□□っ子は宵越しの銭は持たぬ

7

本場の美を味わうべし

□□を見ずして結構と言うな

8

一世一代の決死の覚悟で

□□の舞台から飛び降りる

3 長野の古刹にまつわる伝説

7 「結構」との語呂合わせ

答えは次ページ

地名・場所にちなんだ慣用句・ことわざ

1

いざ鎌倉《かまくら》

一大事が起こり、すぐに駆けつけねばならない状況。鎌倉時代、大事件が起こると諸国の武士が幕府のある鎌倉に馳せ参じたことから。「すわ鎌倉」ともいいます。

3

牛《うし》に引《ひ》かれて善光寺参《ぜんこうじまい》り

思わぬことや他人の誘いにより、よいほうに導かれること。善光寺は長野の古刹で、老婆が牛を追いかけて善光寺に至り、のちに厚く信仰したという逸話に由来します。

5

江戸《えど》の敵《かたき》を長崎《ながさき》で討《う》つ

過去に受けた恨みを、まったく関わりのない別のことや意外な場所で晴らすこと。筋違いな仕返しであることを、江戸と長崎が遠く離れていることで表現した言葉。

7

日光《にっこう》を見《み》ずして結構《けっこう》と言《い》うな

日光の東照宮の華麗な建築を見たことがない人は、建築について語る資格がないということ。本場の素晴らしさを知らずして満足してはいけないという意味。

2

小田原評定《おだわらひょうじょう》

時間を費やしたのになかなか結論の出ない会議、相談。小田原城を拠城とする北条《ほうじょう》氏が豊臣秀吉《とよとみひでよし》に攻められた際、城内で和戦の評定が長引き、結局滅ぼされたことから。

4

敵《てき》は本能寺《ほんのうじ》にあり

本当の目的や目標は、表面に掲げたものと別にあることのたとえ。明智光秀が中国地方の毛利《もうり》氏を攻めると見せかけ、京都の本能寺の織田信長《おだのぶなが》を襲ったことから。

6

江戸《えど》っ子《こ》は宵越《よいご》しの銭《ぜに》は持《も》たぬ

江戸っ子は、稼いだ金をその日のうちに使って翌日に残さないこと。江戸っ子の気前のよさを自慢したものとも、あるいは金を残せない負け惜しみから出たとも。

8

清水《きよみず》の舞台《ぶたい》から飛《と》び降《お》りる

決死の覚悟を持って、思い切って大きな決断をすること。京都の清水寺の本堂（舞台）は切り立った崖の上にあり、そこから飛び降りるほどの決意で取り組むさま。

偉人が生み出した格言

空欄に当てはまる漢字を入れてください。

1
上杉鷹山《うえすぎようざん》
為せば□る

3
世阿弥《ぜあみ》
□心忘るべからず

5
クラーク
少年よ□□を抱け

7
ナポレオン
予の辞書に□□□という言葉はない

2
福沢諭吉《ふくざわゆきち》
□は人の上に人を造らず

4
徳川家康《とくがわいえやす》
怒りは□と思え

6
バイロン
事実は□□よりも奇なり

8
エマーソン
恐怖は常に□□から生まれる

1 「為す」は、行動をすること
8 よくわからないから、恐れを抱いてしまう

答えは次ページ

偉人が生み出した格言

1
為《な》せば成《な》る

強い意志で実行すれば、何事でも成就するということ。米澤藩主の上杉鷹山が家臣に示した教訓「為せば成る 為さねば成らぬ 何事も 成らぬは人の為さぬなりけり」から。

2
天《てん》は人《ひと》の上《うえ》に人《ひと》を造《つく》らず

人間は本来、平等であるので、身分や貧富の差別はあるものではないということ。福沢諭吉の代表作『学問のすゝめ』にある一節で、「人の下に人を造らず」と続きます。

3
初心《しょしん》忘《わす》るべからず

習い始めの頃の謙虚で真剣な気持ちを失ってはいけないという戒め。室町時代の能楽の大成者、世阿弥の能楽論書『花鏡《かきょう》』の最後で、繰り返し述べられている言葉。

4
怒《いか》りは敵《てき》と思《おも》え

他人に腹を立てると反感を買ってしまうので、怒りは自分を滅ぼす敵とみなし、常に冷静さを保たなくてはいけないという戒め。徳川家康の遺訓として伝わる言葉。

5
少年《しょうねん》よ大志《たいし》を抱《いだ》け

若者は雄大な志を持って世に出よということ。米国の教育者、クラーク博士が、札幌農学校の教頭を辞めて日本を去るにあたり、学生たちに贈った言葉。

6
事実《じじつ》は小説《しょうせつ》よりも奇《き》なり

現実に起こるできごとは、フィクションで構成される小説よりも奇妙で不可思議であるということ。英国の詩人、バイロンの長編詩『ドン・ジュアン』にある一節から。

7
予《よ》の辞書《じしょ》に不可能《ふかのう》という言葉《ことば》はない

この世にできないことはない、あるいは自分には不可能なことはない。フランス皇帝のナポレオン・ボナパルトの言葉で、揺るぎない自信と強い意志が伝わります。

8
恐怖《きょうふ》は常《つね》に無知《むち》から生《う》まれる

物事をきちんと理解していないと、誤解や不安を引き起こし、恐怖の感情を生み出して不適切な行動をとってしまうということ。米国の思想家、エマーソンの言葉。

古典の書き出しを味わう

❶ 紫式部《むらさきしきぶ》『源氏物語《げんじものがたり》』

およそ1000年前に女流作家・紫式部が描いた不朽の名作『源氏物語』。その書き出し部分は、古典の教科書を通じて日本人ならだれもが触れたことがあるはず。平安時代の宮中を思い浮かべながら、音読してみましょう。

読みに合わせて、空欄に当てはまる漢字を入れてください。

いづれの□《おん》□《とき》にか、
□《にょう》□《ご》、□《こう》□《い》あまた
さぶらひ給《たま》ひけるなかに、
いとやむごとなき
□《きわ》にはあらぬが、
すぐれて時《とき》めき給《たま》ふありけり。

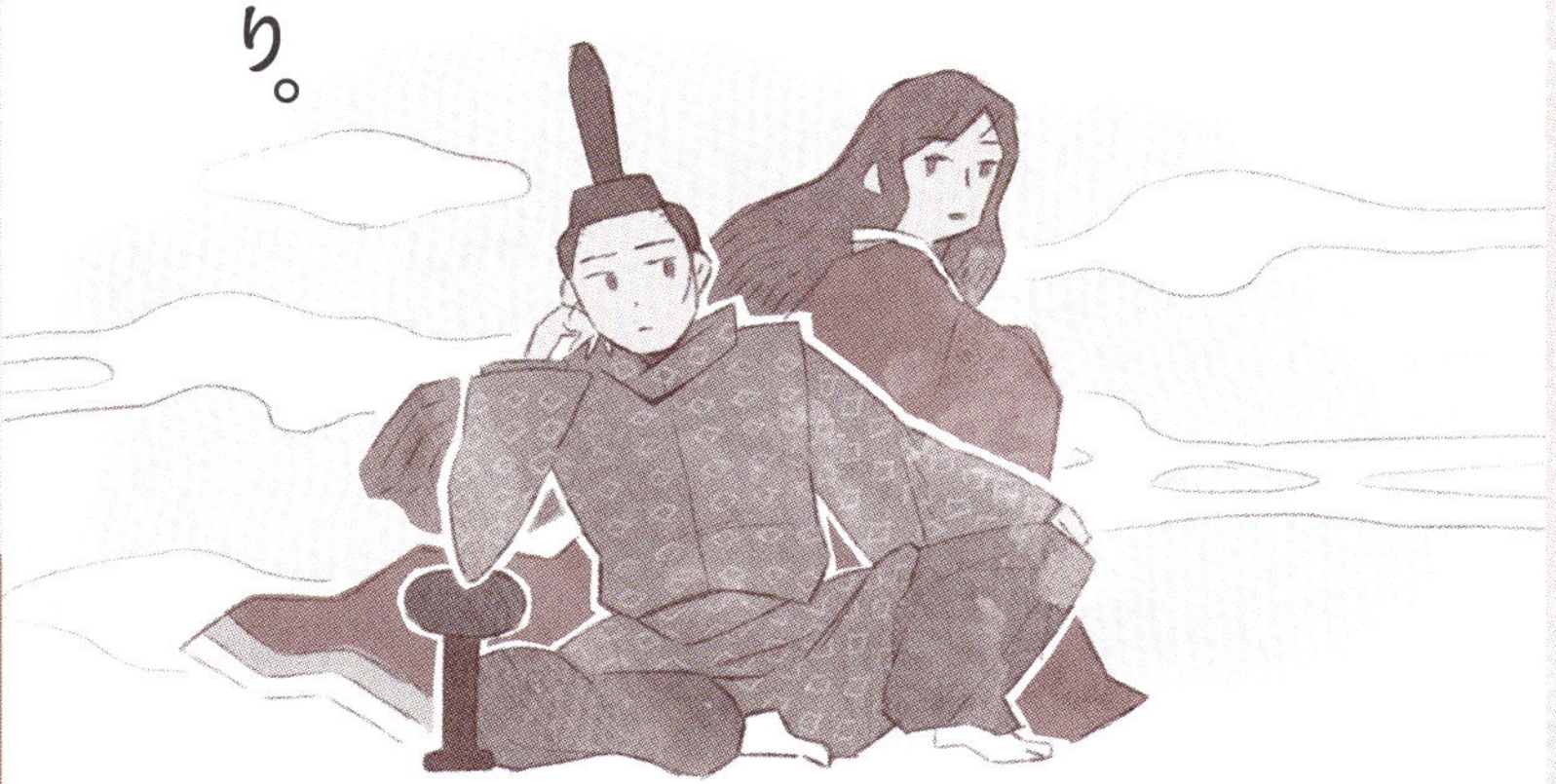

答えは次ページ

古典の書き出しを味わう ❶紫式部『源氏物語』

解答：御時《おんとき》／女御《にょうご》／更衣《こうい》／際《きわ》

◉現代語訳◉

どの天皇の御代《みよ》であったでしょうか、女御や更衣が大勢（天皇に）お仕えしていらっしゃるなかに、それほど高貴な身分ではないが、（天皇から）格別のご寵愛《ちょうあい》を受けていらっしゃる方がいました。

※**女御**＝中宮に次ぐ地位にある女官　**更衣**＝女御に次ぐ地位にある女官　**際**＝身分　**やむごとなし**＝（身分などが）高貴だ

◉解説◉

藤原氏が栄華を誇っていた平安時代中期、1010年代初め頃に完成した長編物語。桐壺《きりつぼ》帝の第二皇子として生まれた光源氏《ひかるげんじ》とその子孫たちの生涯を軸に、70余年にもわたる壮大なストーリーが展開されます。とりわけ、美男子の光源氏をめぐる恋愛模様がリアルで、多くの読者を魅了してきました。作者の紫式部は、一条天皇《いちじょうてんのう》の后である藤原彰子《ふじわらのしょうし》の女房（女官）として宮仕えしていたため、貴族社会の内実が克明に描かれています。

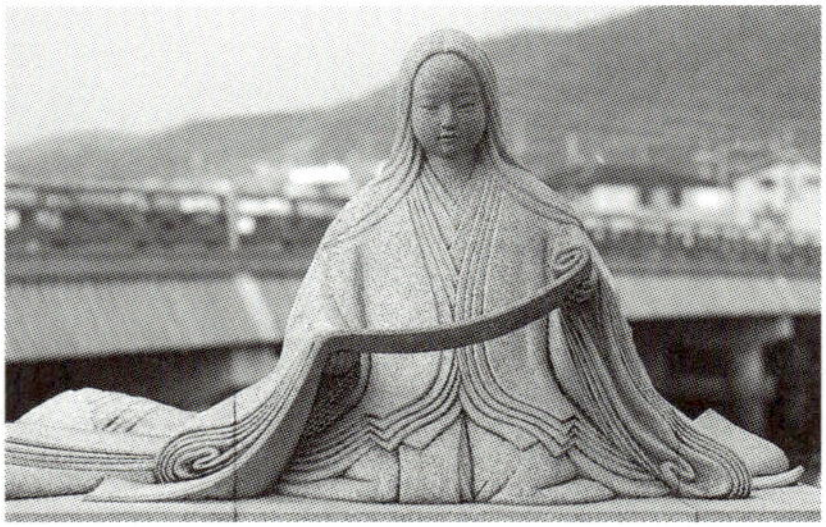

紫式部が『源氏物語』を書き始めたのは、夫の藤原宣孝《ふじわらののぶたか》が死去してまもない時期とされます。喪失感の中で筆を執り、自身を慰めていたのでしょうか

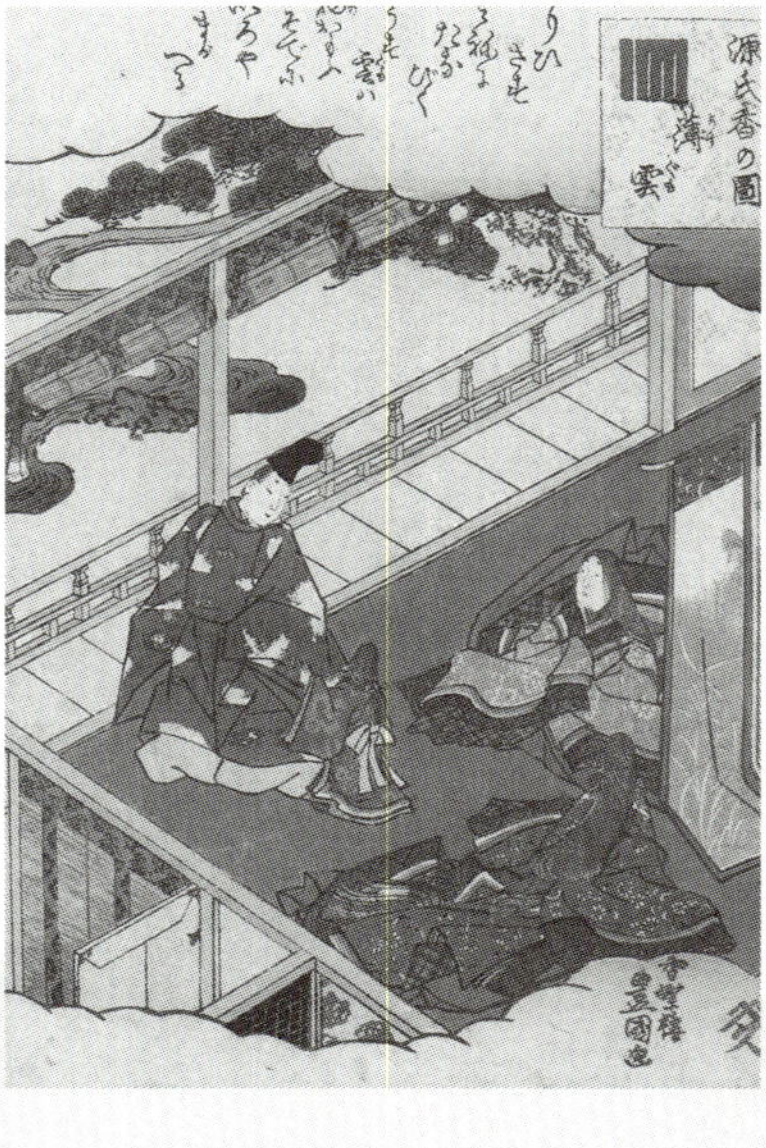

『源氏物語』の主人公・光源氏（中央左）と、その最愛の女性である紫《むらさき》の上《うえ》（中央右）。作中では、さまざまな女性と関係を持つ光源氏をめぐり、愛憎劇が展開されます

歌川豊国「源氏香の図 薄雲」（都立中央図書館蔵）より

第2章

バラエティ豊か！

思考力を養う発展語

全160問

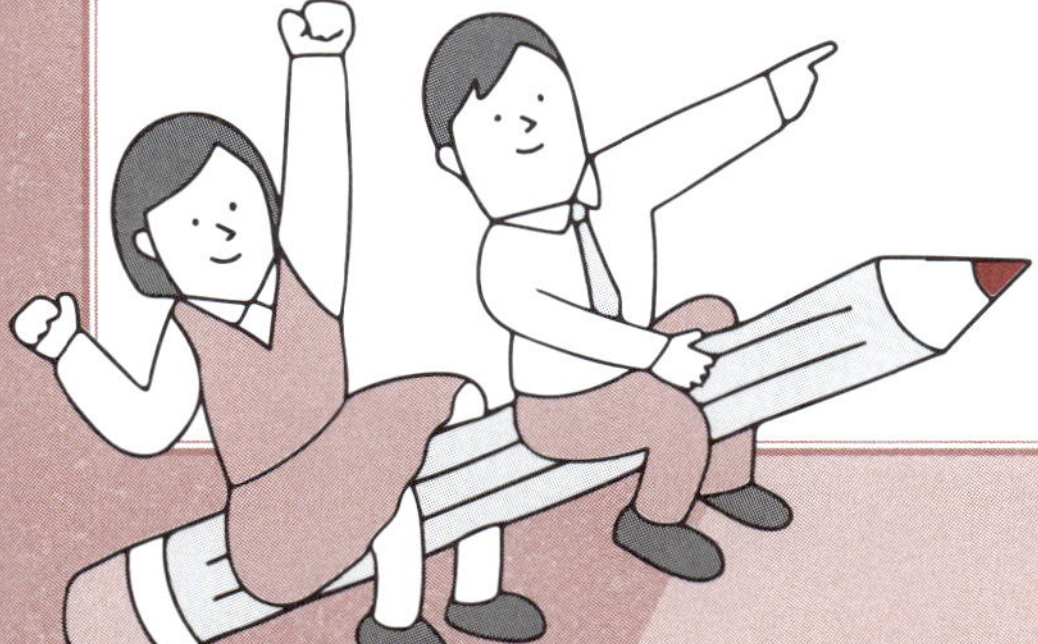

第2章

本章では、ひらめきを養うイラスト問題や類義語・反対語などを通じ、慣用句・ことわざの知識をさまざまなアプローチで磨きます。さらに、間違いやすい慣用句や読むのが難しい難読語にも挑戦し、普段使っている言葉の正しい意味や使い方を再確認しましょう。

【実力レベル診断】

全160問のうち、どのくらい正解したのか採点してみましょう。

140問以上正解 ：博士レベル
115問以上正解 ：秀才レベル
90問以上正解 ：一般レベル

第2章のことわざ

百里《ひゃくり》を行《ゆ》く者《もの》は九十《きゅうじゅう》を半《なか》ばとす

【意味】

何かを成し遂げるには、九分通り進んでやっと半分だと考えるべきだという教え。

百里ものはるかな道のりを走破するには、九十里まで来たところでそこを半分だと心得るのがよいということ。終盤になって困難に直面することもあるので、最後まで気を緩めてはいけないという戒めにも使われます。大事業に取り組む際には、このように目標を設定してみてはいかがでしょう。

慣用句・ことわざひらめき ①

イラストとヒントを参考に、空欄に漢字を入れてください。

1

寄らば□□の陰

力のある人を味方にしたいなぁ

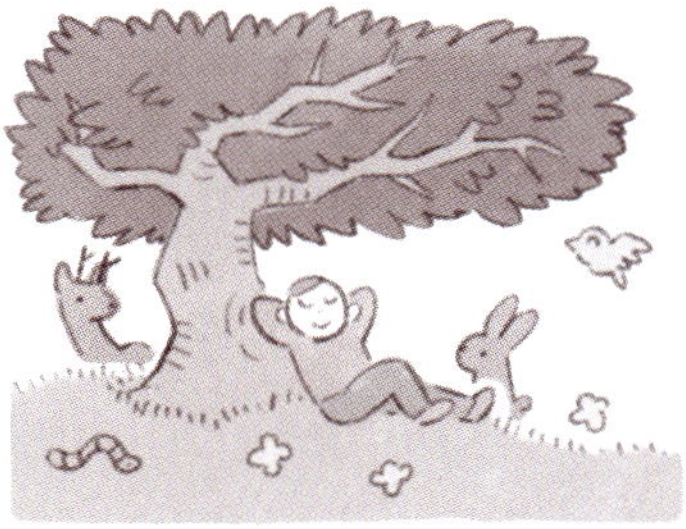

2

灯□□□し

近すぎるから見えていない!?

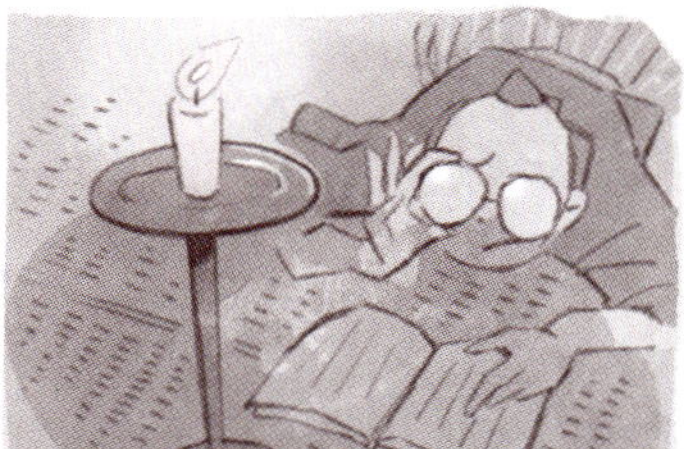

3

見ざる
□かざる
□わざる

日光東照宮の見どころの一つ

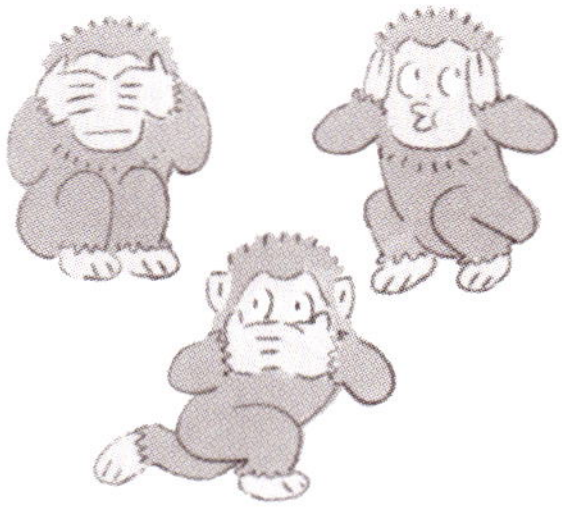

4

怒□□を衝《つ》く

激怒のあまり恐ろしい姿に

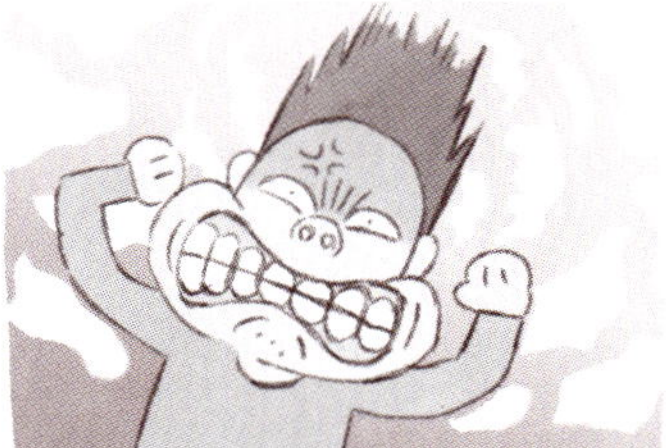

💡 **3** 三匹の猿がそれぞれ、目・耳・口を両手でふさいでいます

答えは次ページ

答え

慣用句・ことわざひらめき①

1

寄《よ》らば大樹《たいじゅ》の陰《かげ》

身を寄せるのなら、小さな木ではなく、大きな木の下が安全であるということ。力のあるしっかりした人に頼るのがよいというたとえ。

2

灯《とう》台《だい》下《もと》暗《くら》し

身近なことは案外気づかないこと、あるいは世間をよく知っている人でも身近な事情にうといこと。灯台の真下が暗いことから。

3

見《み》ざる聞《き》かざる言《い》わざる

他人の欠点や過ち、自分にとって都合の悪いことは、見ない・聞かない・言わないほうがよい。処世訓として親しまれている言葉。

4

怒《ど》髪天《はってん》を衝《つ》く

激しく怒り狂っているようすのたとえ。激怒のあまり髪の毛が逆立ち、天を突き上げるさまを表します。「怒髪冠《かんむり》を衝く」とも。

\ 知っておきたい! / 刀剣にちなんだ慣用句・ことわざ

折《お》り紙《がみ》付《つ》き
「折り紙」とは、刀剣や書画などを鑑定して、確かな物であることを保証した文書のこと。転じて、物の価値や人物の力量などに定評があること。

焼《や》きが回《まわ》る
年をとって腕前や頭の働きが鈍ること。刀剣などを硬く焼きあげる際に、火を入れすぎてかえって切れ味が悪くなることに由来しています。

恋《こい》の鞘当《さやあ》て
一人の女性をめぐって二人の男性が争うこと。「鞘当て」とは、相手の刀の鞘が自分の鞘に触れたことをとがめ、武士が路上などで争いになること。

抜《ぬ》き差《さ》しならない
窮地に追い込まれ、身動きが取れない緊迫した状況。鞘から刀を抜くことも、抜いた刀を鞘に戻すこともできず、どうしようもできない状況をいいます。

相槌《あいづち》を打《う》つ
相手の話に合わせて、調子よく受け答えすること。刀剣などを作る鍛冶職人が、弟子と交互に槌を振り下ろして作業するさまに由来しています。

押《お》っ取《と》り刀《がたな》
刀を腰に差す暇もないほど、大急ぎで駆けつけるさま。ゆったりしたさまを表す副詞の「おっとり」とはまったく別の言葉で、正反対の意味を表しています。

元《もと》の鞘《さや》に収《おさ》まる
仲たがいして別れる決意をした二人が、再び元の関係に戻ること。抜いた刀が元の鞘にぴったりと納まることに由来しています。

抜《ぬ》かぬ太刀《たち》の高名《こうみょう》
短気を出さず、我慢して争わないのが勝るということ。または、刀を抜いて戦ったわけでもないのに、実戦で戦ったのと同等以上に称賛されること。

慣用句・ことわざひらめき②

イラストとヒントを参考に、空欄に漢字を入れてください。

1

□□
暁を覚えず

気持ちよすぎて
寝過ごしました

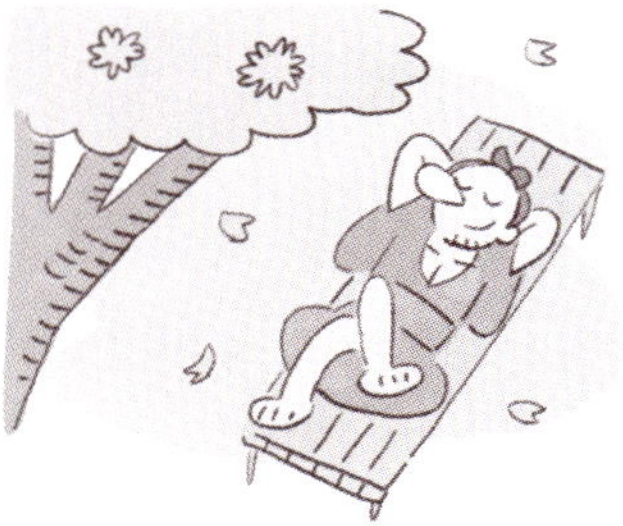

2

馬の□に
□□

どうせ
わからないだろう

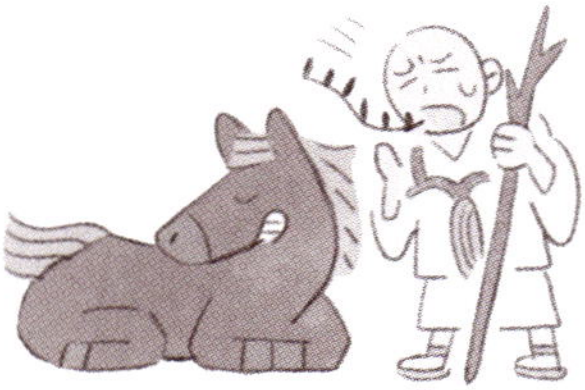

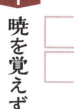

3

□の
居ぬ間に
□濯

羽をのばすなら
今のうち！

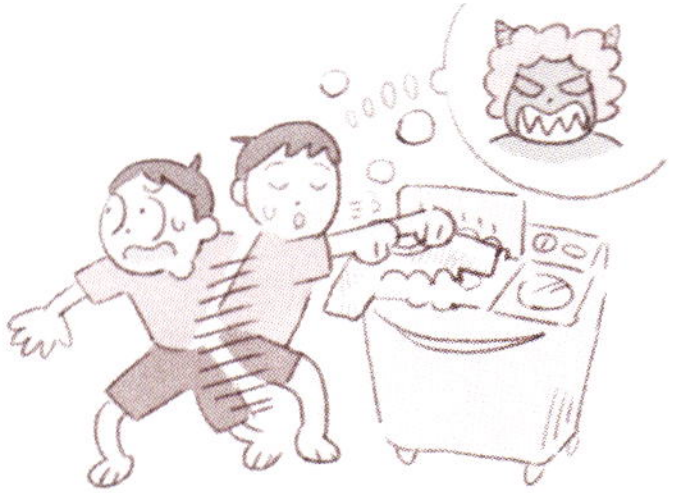

4

大□
鳴動して
鼠《ねずみ》□□

大騒ぎしたのに
これだけ？

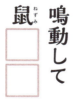

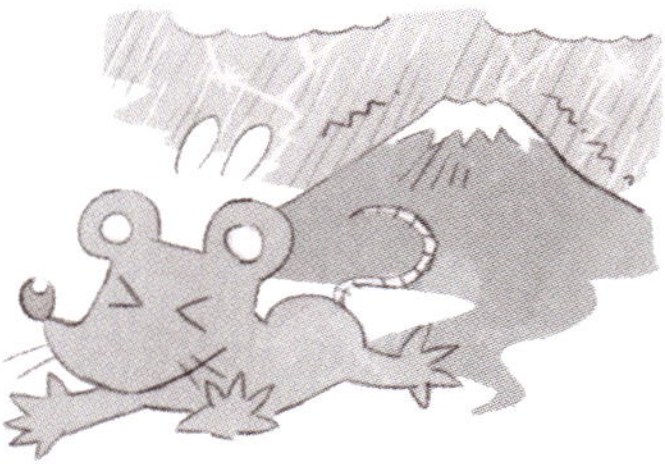

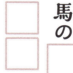

1 花々が咲き、過ごしやすい季節になってきたので……

答えは次ページ

慣用句・ことわざひらめき②

1
春眠《しゅんみん》暁《あかつき》を覚《おぼ》えず

春の夜は心地がいいので、朝が来ても気づかずに目が覚めないこと。中国の詩人・孟浩然《もうこうねん》の漢詩『春暁《しゅんぎょう》』の冒頭にある一節が由来。

2
馬《うま》の耳《みみ》に念仏《ねんぶつ》

馬に念仏を聞かせてもそのありがたみが伝わらないように、いくら有益なことを言い聞かせても、その価値が理解されないこと。

3
鬼《おに》の居《い》ぬ間《ま》に洗濯《せんたく》

口うるさい人や怖い人などがいない間に、思う存分くつろぐこと。「洗濯」は、「命の洗濯（日頃の苦労から解放されて楽しむこと）」。

4
大山鳴動《たいざんめいどう》して鼠《ねずみ》一匹《いっぴき》

事前の騒ぎばかりが大きいのに対し、実際の結果が小さいこと。大きな山が音を立てて動いたが、出てきたのはネズミ一匹という意味。

＼知っておきたい！／ 歌舞伎・相撲にちなんだ慣用句・ことわざ

板《いた》に付《つ》く

経験を積み、動作や態度がその人の役割・地位などに似合って見えるさま。「板」は、歌舞伎などの板張りの舞台を指し、演技が舞台と調和するさまから。

大向《おおむ》こうを唸《うな》らせる

一般大衆に称賛され、人気を集めること。「大向こう」は、舞台から見て正面後方にある立ち見席のことで、芝居通の観客が多かったとされます。

のべつ幕《まく》なし

絶え間なく続くさま。歌舞伎などの芝居で、幕を引かずに演技を続けることに由来しています。「のべつくまなし」と誤用する人も多いので要注意。

遅《おそ》かりし由良之助《ゆらのすけ》

待ちかねていたときや、遅れて間に合わなかったときなどに使われる文句。歌舞伎の「仮名手《かなで》本忠臣蔵《ほんちゅうしんぐら》」にある有名なせりふに由来しています。

胸《むね》を借《か》りる

相撲で、上位の力士に稽古の相手をしてもらうこと。転じて、実力のある人に練習の相手をしてもらうこと。助言・助力を求める際に使われる表現。

揚《あ》げ足《あし》を取《と》る

言い間違いや言葉じりをとらえ、相手を責め立てること。相撲や柔道などで、相手が技をかけようとして振り上げた足をとらえ、倒すことに由来しています。

肩透《かたす》かしを食《く》う

意気込んで向かったのに、気勢をそがれること。「肩透かし」は相撲の決まり手の一つで、相手が出てきたところで身をかわし、肩口をはたいて倒す技。

人《ひと》の褌《ふんどし》で相撲《すもう》を取《と》る

相撲の内容では相手を圧倒しながら、勝負では負けてしまうこと。内容としてはいい経過をたどりながら、最後の結果で失敗することのたとえ。

慣用句・ことわざひらめき ③

イラストとヒントを参考に、空欄に漢字を入れてください。

1

□に□し 襷《たすき》に長し

中途半端で まったく使えない

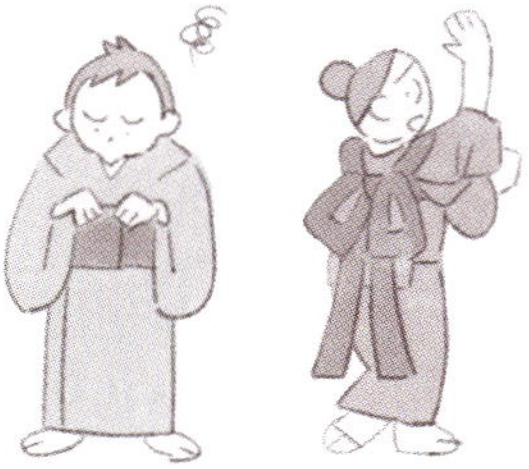

2

釈迦に□□

わかりきった話を 偉そうに

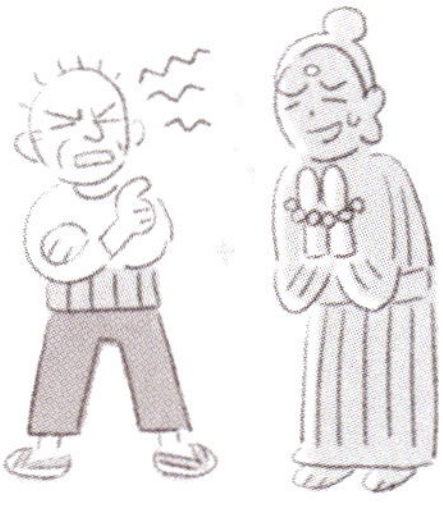

3

医者の□□□

その道のプロなのに 自分自身のことは きちんとできない

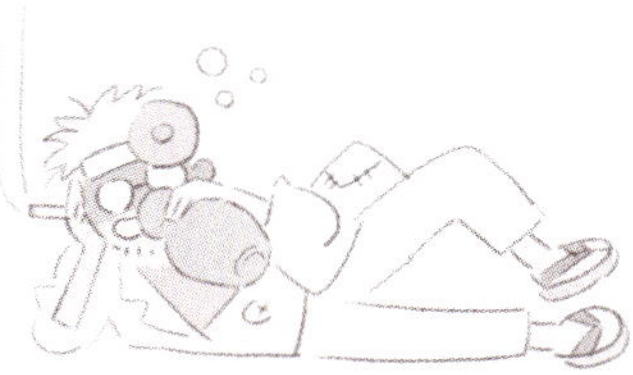

4

□兎を □う者は □兎をも得ず

欲張ると 何も得られない

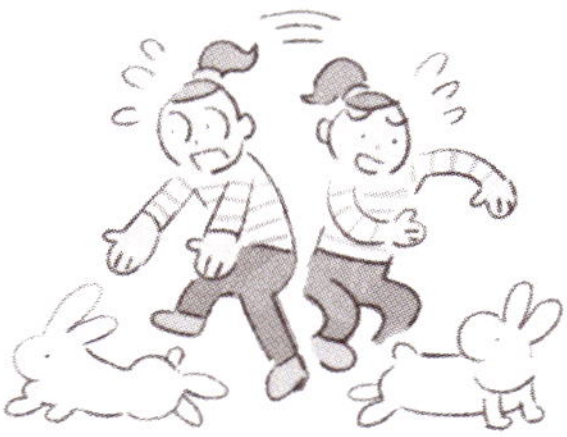

3 酒やタバコばかりでは、健康を害してしまいます

答えは次ページ

慣用句・ことわざひらめき③

1

帯《おび》に短《みじか》し襷《たすき》に長《なが》し

布の長さが、帯には短くて足らず、襷には長すぎる。物事が適切ではなく、中途半端で何の役にも立たないことのたとえ。

2

釈迦《しゃか》に説法《せっぽう》

未熟な人が、深い知識を持つ人に教えることのたとえ。仏教の開祖である釈迦に対し、仏教の教えを説く愚かさから。

3

医者《いしゃ》の不養生《ふようじょう》

患者に健康の大切さを説く医者が、不摂生な生活をしていること。他人に立派なことを言うが、自分では実行しないことのたとえ。

4

二兎《にと》を追《お》う者《もの》は一兎《いっと》をも得《え》ず

二羽のウサギを同時に捕まえようとするが、一羽も捕まえられないこと。同時に二つのことをして、両方とも成功しないことのたとえ。

\ 知っておきたい！ / 「一… 二… 三…」のことわざ

一髪《いちかみ》二化粧《にけしょう》三衣装《さんいしょう》

女性を美しく見せるのは、第一に髪の美しさ、二番目に化粧、三番目に衣装が重要になるということ。

一富士《いちふじ》二鷹《にたか》三茄子《さんなすび》

初夢に見ると縁起がよいとされるものを順にならべた文句。もともとは駿河国（静岡県）のことわざとされ、駿河の名物を順に挙げたとする説があります。

一種《いちたね》二肥《にこえ》三作《さんつく》り

農作物をうまく作るには、第一に良質な種を選び、第二に適切な肥料を使い、第三に手入れや管理が必要であるということ。農業の知恵を表す言葉。

一杯《いっぱい》は人酒《ひとさけ》を飲《の》む 二杯《にはい》は酒酒《さけさけ》を飲《の》む 三杯《さんばい》は酒人《さけひと》を飲《の》む

少量の飲酒であれば自制できても、量が増えるにつれて酔いが増し、やがて酒に飲まれてしまうということ。「飲酒はほどほどに」という戒め。

一押《いちお》し二金《にかね》三男《さんおとこ》

好みの女性を得るには押しの強さが最も重要で、金のあることや男振りのよさは第二、第三の条件にすぎないということ。

一引《いちひ》き二才《にさい》三学問《さんがくもん》

出世するには上司や周囲からの引き立てが重要となり、二番目に才能、学問はその次であるということ。だれからも好かれる人間性が必要なのです。

一誹《いちそし》り二笑《にわら》い三惚《さんほ》れ四風邪《しかぜ》

くしゃみの回数にまつわる俗言。1回なら悪口を言われており、2回なら笑われており、3回なら惚れられており、4回なら風邪の前触れという意味。

子《こ》は一世《いっせ》 夫婦《ふうふ》は二世《にせ》 主従《しゅじゅう》は三世《さんぜ》 他人《たにん》は五世《ごせ》

親子関係はこの世限りなのに対し、夫婦関係は二世（現世・来世）、主従関係は三世（前世・現世・来世）、他人との関係はさらに深いということ。

慣用句・ことわざ間違い探し ①

色文字の言葉に間違いがあるので、漢字を直してください。

1 隣人に相談したが取り付く暇もなかった

2 孫にも衣装じゃないけれど、見違えるほど立派だね

3 彼女の美的感覚は独特で美術部の中でも異才を放つ

4 彼の会社は赤字続きで、いまや空前の灯火だ

5 袖振り合うも多少の縁だから君の面倒をみてあげよう

6 お昼の会議の発言を最大漏らさず記録しよう

7 開始1分のゴールで相手チームの機先を征した

8 競争に負けてライバル社の後塵を配することになった

8 もともとは、権力者にこびへつらうことを指します

答えは次ページ

慣用句・ことわざ間違い探し①

1

×暇→島 — 取《と》り付《つ》く島《しま》がない

頼りとするところがないこと。つっけんどんな態度で、相手にされないこと。海に出た船が立ち寄り先の島を見つけられず、途方にくれるさまから生まれた言葉。

3

×才→彩 — 異《い》彩《さい》を放《はな》つ

周囲とは異なる才能や感性などにより、多くの中で際立って見えること。「異彩」は、普通とは異なる色彩という意味から、際立って優れているさま。

5

×多少→多生（他生） — 袖《そで》振《ふ》り合《あ》うも多《た》（他《た》）生《しょう》の縁《えん》

道ですれ違うときに見知らぬ人の袖と触れ合うくらいのことでも、前世からの因縁によるものだということ。「多生」は仏教語で、何度も生まれ変わること。

7

×征→制 — 機《き》先《せん》を制《せい》する

相手が行動を起こす直前に、いち早く動いてその気勢をくじき、相手より有利に立つこと。「機先」は、物事が起ころうとする直前、または事を起こそうとする直前。

2

×孫→馬子 — 馬《ま》子《ご》にも衣《い》装《しょう》

外面を飾れば、つまらない人でも立派に見えるということのたとえ。馬を使って人や荷物を運ぶ「馬子」のような身分の低い人でも、衣装によって立派に見えること。

4

×空→風 — 風《ふう》前《ぜん》の灯《とも》火《しび》

風が吹くところにある、今にも消えてしまいそうなロウソクなどの明かり。危険が迫って滅ぶ寸前であることのたとえ。「風前」は、風の当たるところ。

6

×最→細 — 細《さい》大《だい》漏《も》らさず

何一つ漏らさず、すべてにわたること。始めから終わりまでの一部始終。「細大」は、細かい点も大きな点も、どんなこともすべて。

8

×配→拝 — 後《こう》塵《じん》を拝《はい》する

優れた人や権力者に付き従うこと。または、他人に先んじられ、後れをとること。権力者の乗っている馬車が通過した後、その土ぼこりにおじぎをするという意味から。

慣用句・ことわざ間違い探し ②

色文字の言葉に間違いがあるので、漢字を直してください。

1
業務拡大を続ける火の出の勢いの会社

2
たまの休日だから歯目を外すのもいいだろう

3
いい結果になるだろう配水の陣の覚悟で臨めば

4
式典が始まるので威義を正して待機した

5
付け焼き刃の知識では生病法は大怪我のもとだ

6
話題の作家の最新作なので、洛陽の市価を高めるだろう

7
いつもはやさしい妻もとうとう堪忍袋の尾が切れた

8
早起きは三文の特なのだから朝5時の起床を心がける

1 朝日が昇るように、勢いがあるさま

答えは次ページ

慣用句・ことわざ間違い探し ②

1

×火→日　日《ひ》の出《で》の勢《いきお》い

物事の勢いが盛んなさま。朝日が昇るように、力に満ちあふれて発展、成長するさま。類義語に「旭日昇天《きょくじつしょうてん》の勢い」「破竹の勢い」「飛ぶ鳥を落とす勢い」など。

2

×歯→羽　羽目《はめ》を外《はず》す

調子に乗ったりふざけすぎたりして、度を越してしまうこと。「羽目」は、馬の口にかませる「馬銜《はみ》」が転じたものとされ、馬銜が外れると馬が暴走することから。

3

×配→背　背水《はいすい》の陣《じん》

逃げ場のない絶体絶命の状況で、覚悟を決めて全力を尽くすこと。わざと川を背にした陣をとって味方に覚悟を促すことで、敵を破ることができたという故事に由来。

4

×義→儀　威儀《いぎ》を正《ただ》す

身なりや姿をきちんと整え、重々しい態度をとること。「威儀」はもともとは仏教語で、礼儀にかなった挙動、作法にかなった動作を指します。

5

×病→兵　生兵法《なまびょうほう》は大怪我《おおけが》のもと

中途半端な技術や知識で、それを自負して大きな失敗をすること。「生兵法」は、未熟な兵法。しっかり身についていない武術に頼れば、大怪我をするだけという意味。

6

×市→紙　洛陽《らくよう》の紙価《しか》を高《たか》める

書物の評判がよく、売れ行きが好調なことのたとえ。古代中国の左思《さし》が漢詩『三都賦《さんとのふ》』を出すと広く転写され、洛陽で紙が不足し、値段がつり上がったという故事から。

7

×尾→緒　堪忍袋《かんにんぶくろ》の緒《お》が切《き》れる

何度も抑えてきた怒りが、ついに我慢の限界に達してしまうこと。我慢する気持ち（堪忍）を袋にたとえ、それが怒りでいっぱいになって紐（緒）が切れることから。

8

×特→徳（得）　早起《はやお》きは三文《さんもん》の徳《とく》（得《とく》）

早起きをすると、何かいいことがあるということ。古くは油を燃料にして明かりを灯していましたが、早寝早起きをすれば油代が三文節約できるということ（諸説あり）。

間違いやすい慣用句 ①

ⒶⒷのうち、本来の表現とされるものを選んでください。

1
Ⓐ 的を得る
Ⓑ 的を射る

2
Ⓐ 快哉を叫ぶ
Ⓑ 喝采を叫ぶ

3
Ⓐ 食指が動く
Ⓑ 食指をそそる

4
Ⓐ 溜飲を晴らす
Ⓑ 溜飲を下げる

5
Ⓐ 横車を入れる
Ⓑ 横車を押す

6
Ⓐ 嫌気がする
Ⓑ 嫌気が差す

7
Ⓐ 脚光を集める
Ⓑ 脚光を浴びる

8
Ⓐ 物議を醸す
Ⓑ 物議を呼ぶ

9
Ⓐ 血と汗の結晶
Ⓑ 血と涙の結晶

9 努力によって得られた成果を指します

答えは次ページ

間違いやすい慣用句①

1

B 的《まと》を射《い》る

矢や弾丸が的（目標）に命中すること。転じて、的確に要点をとらえることを表します。「的を得る」も慣用的に使われるので誤用とはいえませんが、本来は「的を射る」です。

2

A 快哉《かいさい》を叫《さけ》ぶ

心が晴れやかになり、思わず声が出ること。「快哉」は「快なる哉《かな》」、つまり胸がすっきりして愉快に感じる気持ちを表します。「喝采《かっさい》」は、声をあげてほめること。

3

A 食指《しょくし》が動《うご》く

食欲がわくこと。転じて、ある物事に興味を引かれること。「食指」は人差し指。鄭《てい》国の子公《しこう》が人差し指が動くのを見て「ごちそうにありつける前兆だ」と述べたという故事に由来。

4

B 溜飲《りゅういん》を下《さ》げる

不平や不満などを解消して、胸をすっきりさせること。「溜飲」は、消化不良で胃液がのどに逆流することを表し、その胃液が下がればすっきりした気分になります。

5

B 横車《よこぐるま》を押《お》す

状況に合わないことや道理に合わないことを、強引に押し通すことのたとえ。前後にしか動かない車を、横から押して無理やり動かそうとするさまにちなみます。

6

B 嫌気《いやけ》が差《さ》す

いやだと思う気持が起こること。「差す」は、ある気持ちが心の中に入りこむことを表し、「魔が差す」などでも見られる用法です。「嫌気がする」は、誤用とされます。

7

B 脚光《きゃっこう》を浴《あ》びる

舞台に立つこと。転じて、社会の注目の的となること。「脚光」は、舞台の足元を照らすフットライトのことで、役者が舞台でその光を浴びるという意味から。

8

A 物議《ぶつぎ》を醸《かも》す

世間にあれこれ論議を引き起こすこと。「醸す」は、ある雰囲気を生み出すことを表します。「物議を呼ぶ」は「論議を呼ぶ」との混同と思われますが、誤用とはいえません。

9

A 血《ち》と汗《あせ》の結晶《けっしょう》

並々ならぬ忍耐と努力で得られた立派な成果のたとえ。冷酷無残なさまを表す「血も涙もない」のような表現はありますが、「血と涙の結晶」とはいいません。

間違いやすい慣用句②

Ⓐ Ⓑのうち、本来の表現とされるものを選んでください。

1
Ⓐ 白羽の矢が立つ
Ⓑ 白羽の矢が当たる

2
Ⓐ 怒り心頭に達する
Ⓑ 怒り心頭に発する

3
Ⓐ 酸いも辛いもかみ分ける
Ⓑ 酸いも甘いもかみ分ける

4
Ⓐ 死中に活を求める
Ⓑ 死中に活を入れる

5
Ⓐ 二の舞を踏む
Ⓑ 二の舞を演じる

6
Ⓐ 愛想を振りまく
Ⓑ 愛嬌を振りまく

7
Ⓐ 火蓋を切る
Ⓑ 火蓋を切って落とす

8
Ⓐ 後ろ指を指される
Ⓑ 後ろ指を引かれる

5「按摩《あま》の舞《まい》」に続く、「二の舞」という舞楽《ぶがく》がもとになった言葉

答えは次ページ

間違いやすい慣用句②

1

Ⓐ

白羽《しらは》の矢《や》が立《た》つ

多くの人の中から選び出されること。もともとは、犠牲者を選び出すこと。神がいけにえとして望んだ少女の家の屋根に白羽の矢を立てたという俗説から。

2

Ⓑ

怒《いか》り心頭《しんとう》に発《はっ》する

激しい怒りがこみあげてくること。「頭」は、ほとり、そば、あたりの意味。「心頭」は胸のあたり、心の中を表し、心頭において怒りが生じるということ。

3

Ⓑ

酸《す》いも甘《あま》いもかみ分《わ》ける

人生経験を積んで分別があり、世の中の裏表や人情の機微がよくわかっていることのたとえ。「酸いも甘いも知っている」とも。「酸いも辛いもかみ分ける」は誤り。

4

Ⓐ

死中《しちゅう》に活《かつ》を求《もと》める

死を待つよりほかにないような絶望的な状況の中で、なおも生きのびる道を探し求めること。または、厳しい状況を打開するため、危険な状況に飛びこむこと。

5

Ⓑ

二《に》の舞《まい》を演《えん》じる

前の人のまねをすること。前の人の失敗を繰り返すこと。「二の舞を踏む」は、尻込みするという意味の「二の足を踏む」との混用とされますが、誤用とはいえません。

6

Ⓑ

愛嬌《あいきょう》を振《ふ》りまく

周囲のだれにでも、明るくにこやかな態度をとること。「愛嬌」は、かわいらしいと思わせるしぐさ、「愛想」は、人当たりのいい態度を指します。

7

Ⓐ

火蓋《ひぶた》を切《き》る

競争が始まること。「火蓋」は火縄銃の火皿をおおう蓋のことで、火蓋を開いて銃に点火の準備をするという意味。火蓋を「切って落とす」と銃は使い物になりません。

8

Ⓐ

後《うし》ろ指《ゆび》を指《さ》される

当人の気づかないところで陰口をたたかれること。未練がましいさまを表す「後ろ髪を引かれる」と混同して、「後ろ髪を指される」としないように。

誤用しやすいことわざ・慣用句 ①

本来の意味として適切なものを選んでください。

1 涼しい顔
Ⓐ 大変なのに平気そう
Ⓑ 他人事のように知らんぷり

2 浮き足立つ
Ⓐ 喜びや期待で落ち着かない
Ⓑ 恐れや不安で落ち着かない

3 敷居が高い
Ⓐ 負い目があって行きにくい
Ⓑ 高級なので行きにくい

4 気が置けない
Ⓐ 遠慮が必要
Ⓑ 遠慮する必要がない

5 手をこまねく
Ⓐ 何もしないで傍観する
Ⓑ 手招きして待ち構える

6 他山の石
Ⓐ 他人の失敗を教訓にする
Ⓑ 他人のよい言動を見習う

7 名前負け
Ⓐ 相手の評判に臆する
Ⓑ 実物よりも名前が立派

8 檄を飛ばす
Ⓐ 元気のない人を励ます
Ⓑ 自説を広め、同意を求める

9 御の字
Ⓐ 望んだ通りで、十分満足
Ⓑ 満足ではないが、一応納得

4 「気」が何を表すのか、よく考えてみましょう

答えは次ページ

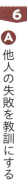

誤用しやすいことわざ・慣用句①

1

B ― 涼《すず》しい顔《かお》

自分にも関係があるのに、他人事のように知らんぷりをするさま。知らないふりをしてすましているさま。本来は否定的なニュアンスで使用される言葉です。

2

B ― 浮《う》き足《あし》立《だ》つ

恐れや不安で落ち着きを失うこと。逃げ腰になるさま。「浮き足」は、かかとが地についていない〝つま先立ち〟を表し、そのような不安定な状態であることに由来します。

3

A ― 敷居《しきい》が高《たか》い

相手に迷惑をかけたり面目のないことをしたりして、その人の家に行きにくくなることのたとえ。相手に対して心苦しく思い、会いに行きにくいさまを指します。

4

B ― 気《き》が置《お》けない

遠慮したり気を遣ったりする必要がなく、気楽につき合えること。心から打ち解けるさま。「気」は、遠慮、気遣い。なお「気が置ける」は、遠慮する気持ちがあること。

5

A ― 手《て》をこまねく

何も行動せず、ただ傍観していること。「こまねく」は古代中国のあいさつの方法で、両手を胸の前で組んで敬礼すること。手招きという意味はありません。

6

A ― 他山《たざん》の石《いし》

他人のつまらない言動が、自分の戒めとなり助けとなること。ほかの山から出た粗悪な石でも、自分の玉を磨くのに役立てることができるということから。

7

A ― 名《な》前《まえ》負《ま》け

名前が立派すぎるため、実物が劣って見えること。名前が不相応に立派すぎること。相手の名前が立派なために圧倒されるということではありません。

8

B ― 檄《げき》を飛《と》ばす

自分の主張や考えを広く人々に知らせ、同意を求めること。または、それによって人々に決起を促すこと。「檄」は、古代中国で招集や通告のために出された文書。

9

A ― 御《おん》の字《じ》

望んだことがかなって、十分満足できること。江戸時代の遊郭から生まれた言葉で、遊女たちが顧客に対し、「御」をつけるほど感謝したいという気持ちを表します。

誤用しやすいことわざ・慣用句 ②

本来の意味として適切なものを選んでください。

1

人後に落ちない

Ⓐ 他人と比べて引けを取らない

Ⓑ 周囲の人より元気で目立つ

2

枯れ木も山の賑わい

Ⓐ 人々が集り、にぎやかになる

Ⓑ つまらないものでも、何もないよりまし

3

流れに棹さす

Ⓐ 勢いに乗じ、思い通りに物事が進行する

Ⓑ じゃまをして、物事の勢いを失わせる

4

毒気を抜かれる

Ⓐ 驚いて呆然《ぼうぜん》とする

Ⓑ 性格が丸くなる

5

煮え湯を飲まされる

Ⓐ 信頼する人から裏切られ、ひどい目に遭う

Ⓑ 敵からひどい目に遭わされる

6

情けは人のためならず

Ⓐ 情けをかけると、その人のためにならない

Ⓑ 他人への情けは、結果的に自分のためになる

4 「毒気」は、相手をやりこめたり、傷つけたりしようとする気持ち

答えは次ページ

誤用しやすいことわざ・慣用句②

1

A

人後《じんご》に落《お》ちない

他人に先を越されないこと。他人に劣らないこと。「人後」は、他人の後ろ、他人より劣ること。人に劣らないよう、前を向いて努力するというニュアンスで使われます。「人語に落ちない」と書き誤る人が多いので、要注意。

2

B

枯《か》れ木《き》も山《やま》の賑《にぎ》わい

どんなにつまらないものでも、ないよりはましだというたとえ。葉がついていない枯れ木であっても、何もない殺風景な山よりはましだということ。枯れ木を人にたとえ、自分や身内を卑下していう言葉。

3

A

流《なが》れに棹《さお》さす

川の流れに棹をさしてその勢いに乗るように、物事が思い通りに進むことのたとえ。機会に恵まれ、物事を調子よくはかどらせること。川の流れに逆らって棹を操るととらえ、世間に逆行するという意味で使うのは誤りです。

4

A

毒気《どっけ》を抜《ぬ》かれる※

ひどく驚き、呆然とすること。「毒気」は、相手をやりこめようとする気持ちを表し、もともとはその悪意がはぐらかされることに由来します。そこから悪意の意味が薄れ、単に驚きとまどうさまを表すようになりました。

5

A

煮《に》え湯《ゆ》を飲《の》まされる

信用している人に裏切られ、ひどい目にあわされること。「煮え湯」は、煮え立った湯。水だと思って口をつけたが熱湯だったという意味で、裏切りを示しています。スポーツなどで惨敗するという意味で誤用されがちです。

6

B

情《なさ》けは人《ひと》のためならず

他人に親切にすれば、その相手のためになるだけでなく、めぐりめぐってよい報いとなって自分に戻ってくること。「情け」は、人情、思いやり。人に情けをかけると相手を甘やかすことになってよくないと解するのは誤り。

※「毒気」は、「どくけ」「どっき」とも読みます

ことわざ・慣用句ダブル①

二つの空欄に当てはまる共通の漢字を入れてください。

1
短□は損□

2
蓼《たで》食う虫も□き□き

3
魚□あれば水□

4
□思う、故に□在り

5
成らぬ堪□するが堪□

6
雨が□ろうが
槍が□ろうが

7
問うに□ちず
語るに□ちる

8
虎は□して皮を留め
人は□して名を残す

2 蓼の新芽は辛味が強く、刺身のつまや薬味などに使われます

答えは次ページ

ことわざ・慣用句ダブル①

1

短《たん》気《き》は損《そん》気《き》

何事でも辛抱できず気が短いと、結局は自分が損をするという戒め。慎重に考えてから行動に移すべきという教え。「損気」は、「短気」に語呂を合わせたもの。

2

蓼《たで》食《く》う虫《むし》も好《す》き好《す》き

辛い蓼の葉を好んで食べる虫がいるように、人の好みはさまざまであるというたとえ。特に、男女の好みの不可解さを評して使う場合が多いようです。

3

魚《うお》心《ごころ》あれば水《みず》心《ごころ》

相手が好意を示せば、自分も相手に好意を持つというたとえ。お互いに自然に引かれ合うこと。魚に水と親しむ心があれば、水もそれに応じる心があるという意味から。

4

我《われ》思《おも》う、故《ゆえ》に我《われ》在《あ》り

人間は世の中のすべてのものを疑うことができても、それを疑っている自分自身の存在だけは疑うことができないということ。フランスの哲学者、デカルトの言葉。

5

成《な》らぬ堪《かん》忍《にん》するが堪《かん》忍《にん》

これ以上我慢できないところを、じっと耐え忍ぶのが本当の堪忍であるということ。最後の最後まで堪忍を続けなければ、それまでの堪忍が無駄になるということ。

6

雨《あめ》が降《ふ》ろうが槍《やり》が降《ふ》ろうが

どんな障害や困難があっても、やり遂げるという強い意志を示す言葉。雨や槍が降るような極端に厳しい状況でも、決意が揺るがないということ。

7

問《と》うに落《お》ちず語《かた》るに落《お》ちる

人に問いただされると用心して話を漏らさないが、自分から語るとうっかり口をすべらせて本当のことをしゃべってしまうこと。「落ちる」は、迫られて白状すること。

8

虎《とら》は死《し》して皮《かわ》を留《とど》め 人《ひと》は死《し》して名《な》を残《のこ》す

虎は死後に立派な毛皮を残すように、人は死後にその偉業によって名前が語り継がれるということ。名を残す生き方ができるよう、努力せよという教え。

ことわざ・慣用句ダブル②

二つの空欄に当てはまる共通の漢字を入れてください。

1

弱り□に祟《たた》り□

2

悪□は良□を駆逐する

3

□に入っては□に従え

4

□頭多くして□山に上る

5

無□が通れば道□が引っ込む

6

捨てる□あれば拾う□あり

7

□穴に入らずんば□子を得ず

8

聞くは一時の□聞かぬは一生の□

2 古くから提唱された法則。悪人がのさばる社会では、善人が迫害されるという意味にも使われます

答えは次ページ

ことわざ・慣用句ダブル②

1

弱《よわ》り目《め》に祟《たた》り目《め》

困っていたり苦しんでいたりする状況で、さらに追い打ちをかけるように災難にあうこと。「弱り目」は弱っている状態、「祟り目」は災難にあうことを表します。

3

郷《ごう》に入《い》っては郷《ごう》に従《したが》え

よその土地に行ったら、その土地の風俗、習慣を尊重してそれに従うのがよいということ。ある集団に属したら、その集団内のやり方に従うべきだという教え。

5

無《む》理《り》が通《とお》れば道《どう》理《り》が引《ひ》っ込《こ》む

道理に外れたことが幅をきかせれば、正しいことが行われなくなるということ。道理が通用しない相手には、身の安全のため道理を引っこめるのも必要だという教え。

7

虎《こ》穴《けつ》に入《い》らずんば虎《こ》子《じ》を得《え》ず

何事でも危険を冒さなければ、大きな成功を得ることはできないというたとえ。虎の住む穴に入らなければ、虎の子を奪い取ることはできないという意味から。

2

悪《あっ》貨《か》は良《りょう》貨《か》を駆《く》逐《ちく》する

英国の財政家、グレシャムが提唱した経済法則。価値の異なる複数の貨幣が同一の額面で流通する場合、良貨はしまいこまれて市場から消え、悪貨だけが流通すること。

4

船《せん》頭《どう》多《おお》くして船《ふね》山《やま》に上《のぼ》る

船頭が大勢いると一つにまとまらず、船が山に上るような見当違いなことが起こるさま。指示する人間が多いと混乱をきたし、物事がうまく進まなくなるというたとえ。

6

捨《す》てる神《かみ》あれば拾《ひろ》う神《かみ》あり

世の中には、まったく相手にしてくれない人がいる一方、救いの手を差しのべる人もいるということ。困難に直面しても、くよくよ心配する必要はないという教え。

8

聞《き》くは一時《いっとき》の恥《はじ》 聞《き》かぬは一生《いっしょう》の恥《はじ》

知らないことをたずねるのは、その場では恥ずかしいとしても、聞かずに知らないままでいれば生涯恥ずかしい思いをするということ。学ぶことの大切さを説いた言葉。

ことわざ・慣用句共通語 ①

Ⓐ Ⓑの各空欄に当てはまる共通の漢字を入れてください。

例
鬼の目にも□・雀の□ ➡ 鬼の目にも涙・雀の涙

1
Ⓐ 飼い□に手を噛まれる
Ⓑ □が西向きゃ尾は東

2
Ⓐ 人を見て□を説け
Ⓑ 士族の商□

3
Ⓐ 良□は口に苦し
Ⓑ 毒にも□にもならぬ

4
Ⓐ 正直の□に神宿る
Ⓑ □の上の蝿を追う

5
Ⓐ 足元から□が立つ
Ⓑ □無き里の蝙蝠《こうもり》

6
Ⓐ 能ある鷹は□を隠す
Ⓑ □の垢を煎じて飲む

7
Ⓐ □を撫で下ろす
Ⓑ □突き八丁

8
Ⓐ 蛇の□は蛇
Ⓑ 鼬《いたち》の□切り

答えは次ページ

ことわざ・慣用句共通語①

1

飼《か》い犬《いぬ》に手《て》を噛《か》まれる

犬《いぬ》が西向《にしむ》きゃ尾《お》は東《ひがし》

部下や後輩などに裏切られることのたとえ。

わかりきったことを、ことさら口に出すこと。

2

人《ひと》を見《み》て法《ほう》を説《と》け

士族《しぞく》の商法《しょうほう》

相手の人柄、能力にふさわしい助言をすべき。

商売に向かない人が事業を始めて失敗すること。

3

良薬《りょうやく》は口《くち》に苦《にが》し

毒《どく》にも薬《くすり》にもならぬ

苦くて飲めない薬は、優れた効き目があること。

害もなければ効果もない、何の役に立たない存在。

4

正直《しょうじき》の頭《こうべ》に神宿《かみやど》る

頭《あたま》の上《うえ》の蝿《はえ》を追《お》う

正直な人には神の助けがあるというたとえ。

人のおせっかいをする前に自分の始末をせよ。

5

足元《あしもと》から鳥《とり》が立《た》つ

鳥無《とりな》き里《さと》の蝙蝠《こうもり》

自分の身近なところで意外なことが起こること。

優れた人がいないところで、小人物が威張ること。

6

能《のう》ある鷹《たか》は爪《つめ》を隠《かく》す

爪《つめ》の垢《あか》を煎《せん》じて飲《の》む

実力がある人ほどそれを表面に現さないこと。

優れた人に少しでもあやかろうとするたとえ。

7

胸《むね》を撫《な》で下《お》ろす

胸突《むなつ》き八丁《はっちょう》

心配ごとが解決してほっとすること。

物事を成し遂げる際の、いちばん苦しい正念場。

8

蛇《じゃ》の道《みち》は蛇《へび》

鼬《いたち》の道《みち》切《き》り

同類の者は互いにその分野の事情に通じるさま。

交際や音信など、人と人の行き来が絶えること。

ことわざ・慣用句共通語 ②

ⒶⒷの各空欄に当てはまる共通の漢字を入れてください。

例
鬼の目にも□・雀の□
⬇
鬼の目にも涙・雀の涙

1
Ⓐ 窮鼠□を噛む
Ⓑ □に小判

2
Ⓐ □が棒になる
Ⓑ 地に□がつかない

3
Ⓐ □は方円の器に随う
Ⓑ 立て板に□

4
Ⓐ 金の切れ目が□の切れ目
Ⓑ □の下の力持ち

5
Ⓐ 英雄□を好む
Ⓑ □眼鏡で見る

6
Ⓐ 好きこそ物の□□なれ
Ⓑ □□の手から水が漏れる

7
Ⓐ 暖簾に□押し
Ⓑ □に縒《よ》りを掛ける

8
Ⓐ □将の下に弱卒なし
Ⓑ 匹夫の□

答えは次ページ

ことわざ・慣用句共通語 ②

1

窮鼠《きゅうそ》猫《ねこ》を噛《か》む

猫《ねこ》に小判《こばん》

追いつめられた弱者が、強者に反撃すること。

貴重な物でも、関心のない人には価値がないこと。

3

水《みず》は方円《ほうえん》の器《うつわ》に随《したが》う

立《た》て板《いた》に水《みず》

交友関係や環境により、善にも悪にもなること。

よどみなく、すらすら話すことのたとえ。

5

英雄色《えいゆういろ》を好《この》む

色眼鏡《いろめがね》で見《み》る

英雄とされる男は精力的で、女好きが多い。

先入観や偏見をもって人や物事を見ること。

7

暖簾《のれん》に腕押《うでお》し

腕《うで》に縒《よ》りを掛《か》ける

相手の反応がなく、張り合いがないことのたとえ。

腕前を存分に発揮しようとして意気ごむこと。

2

足《あし》が棒《ぼう》になる

地《ち》に足《あし》がつかない

あちこち歩き回ってくたびれ果てるさま。

浮かれていて心が落ち着かないさま。

4

金《かね》の切《き》れ目《め》が縁《えん》の切《き》れ目《め》

縁《えん》の下《した》の力持《ちからも》ち

金銭で成り立つ関係は、金がなくなれば終わる。

人には見えないところで努力すること、その人。

6

好《す》きこそ物《もの》の上手《じょうず》なれ

上手《じょうず》の手《て》から水《みず》が漏《も》れる

好きなことなら熱中できるので、上達も早い。

どんな名人でも時には失敗することがあるたとえ。

8

勇将《ゆうしょう》の下《もと》に弱卒《じゃくそつ》なし

匹夫《ひっぷ》の勇《ゆう》

リーダーが有能なら、部下も優秀であるたとえ。

ただ血気にはやるだけの、つまらない勇気。

似た意味のことわざ・慣用句 ①

似た意味の言葉になるよう、空欄に当てはまる漢字を入れてください。

例　二兎を追う者は一兎をも得ず ＝ 虻□取らず ⬇ 二兎を追う者は一兎をも得ず ＝ 虻蜂取らず

1　踏んだり蹴ったり ＝ 泣きっ面に□

2　一難去ってまた一難 ＝ 前門の□ 後門の狼

3　絵に描いた餅 ＝ □上の空論

4　ローマは一日にして成らず ＝ 雨垂れ□を穿つ

5　餅は餅屋 ＝ 芸は□によって賢し

6　御茶の子さいさい ＝ □□の手を捻る

7　名を捨てて実を取る ＝ 花より□□

8　猿も木から落ちる ＝ □□の川流れ

答えは次ページ

似た意味のことわざ・慣用句 ①

1

踏《ふ》んだり蹴《け》ったり

泣《な》きっ面《つら》に蜂《はち》

すでに不幸にあっているのに、さらに別の不幸が重なること。不幸や災難に立て続けに直面するさま。

2

一難《いちなん》去《さ》ってまた一難《いちなん》

前門《ぜんもん》の虎《とら》 後門《こうもん》の狼《おおかみ》

一つの危機や障害を乗り越えたと思ったら、ほっとする間もなく、すぐに次の危機や障害が起きること。

3

絵《え》に描《か》いた餅《もち》

机上《きじょう》の空論《くうろん》

実現性のない計画や理論のたとえ。実際にはまったく役に立たないもの、値打ちがないことを表します。

4

ローマは一日《いちにち》にして成《な》らず

雨垂《あまだ》れ石《いし》を穿《うが》つ

根気よく努力を続ければ、やがては成功に通じるというたとえ。不断の努力が大切であるという教え。

5

餅《もち》は餅屋《もちや》

芸《げい》は道《みち》によって賢《かしこ》し

何事もその道の専門家が一番であるというたとえ。その道のプロに頼るのが最上であるということ。

6

御茶《おちゃ》の子《こ》さいさい

赤子《あかご》の手《て》を捻《ひね》る

物事がとても簡単なことのたとえ。「御茶の子」は茶菓子を指し、腹にたまらず容易に食べられることから。

7

名《な》を捨《す》てて実《じつ》を取《と》る

花《はな》より団子《だんご》

見た目より実質的な利益を選ぶこと。「花より団子」は、風流を楽しめない人を揶揄して使う場合もあります。

8

猿《さる》も木《き》から落《お》ちる

河童《かっぱ》の川流《かわなが》れ

その道の名人であっても、時には失敗することがあるというたとえ。油断すると失敗するという戒め。

似た意味のことわざ・慣用句 ②

似た意味の言葉になるよう、空欄に当てはまる漢字を入れてください。

1

画竜点睛を欠く ≒ 仏作って□入れず

2

証文の出し遅れ ≒ □の祭り

3

柳の下の泥鰌《どじょう》 ≒ □を守りて兎を待つ

4

月と鼈《すっぽん》 ≒ □泥の差

5

水泡に帰す ≒ 元の□阿弥

6

三つ子の魂百まで ≒ □百まで踊り忘れず

7

藪から棒 ≒ 寝□に水

8

嘘から出た実 ≒ 瓢《ひょう》箪《たん》から□が出る

例

二兎を追う者は一兎をも得ず ≒ 虻□取らず

⬇

二兎を追う者は一兎をも得ず ≒ 虻蜂取らず

答えは次ページ

似た意味のことわざ・慣用句②

1

画竜点睛《がりょうてんせい》を欠《か》く

仏《ほとけ》作《つく》って魂《たましい》入《い》れず

完成間近のところまでいきながら、最も肝心な点が抜け落ちているため、本来の価値がないことのたとえ。

2

証文《しょうもん》の出《だ》し遅《おく》れ

後《あと》の祭《まつ》り

時機を逸してしまい、無意味になること。手遅れになること。「証文」は、金品の貸借などを証明する文書。

3

柳《やなぎ》の下《した》の泥鰌《どじょう》

株《かぶ》を守《まも》りて兎《うさぎ》を待《ま》つ

たまたま一度だけ幸運を得たからといって、同じ方法で再び幸運を得られるものではないということ。

4

月《つき》と鼈《すっぽん》

雲泥《うんでい》の差《さ》

二つのものに、大きな違いや格差があること。「月と鼈」は、どちらも丸いのにその違いが大きいことから。

5

水泡《すいほう》に帰《き》す

元《もと》の木阿弥《もくあみ》

努力が無駄になり、何もない状態に戻ること。「元の木阿弥」は、一度はよくなったものが元通りになること。

6

三《み》つ子《ご》の魂百《たましいひゃく》まで

雀百《すずめひゃく》まで踊《おど》り忘《わす》れず

幼少期に身についた習慣は、年をとっても変わらないこと。人間の本質は、大人になっても変わらないこと。

7

藪《やぶ》から棒《ぼう》

寝耳《ねみみ》に水《みず》

不意を突かれて驚くこと。「寝耳に水」は予期せぬできごと、「藪から棒」は突然のできごとに驚くこと。

8

嘘《うそ》から出《で》た実《まこと》

瓢箪《ひょうたん》から駒《こま》が出《で》る

「嘘から出た実」は嘘が、「瓢箪から駒が出る」は冗談のようなことが、結果として現実になること。

反対の意味のことわざ・慣用句 ①

反対の意味の言葉になるよう、空欄に当てはまる漢字を入れてください。

例
水魚の交わり ⇕ 犬□の仲 ➡ 水魚の交わり ⇕ 犬猿の仲

1
蒔かぬ種は生えぬ
⇕
果□は寝て待て

2
麒麟も老いては駑馬に劣る
⇕
□取った杵柄

3
鳶が鷹を生む
⇕
蛙の子は□

4
下手の道具調べ
⇕
弘法□を選ばず

5
門前市を成す
⇕
閑古□が鳴く

6
火事あとの火の用心
⇕
転ばぬ□の杖

7
急いては事を仕損じる
⇕
□□は拙速に如かず

8
掃き溜めに鶴
⇕
□□の背比べ

答えは次ページ

反対の意味のことわざ・慣用句①

1

蒔《ま》かぬ種《たね》は生《は》えぬ

何もしないでよい結果は得られないというたとえ。

果報《かほう》は寝《ね》て待《ま》て

幸運を招くことはできないので、あせらず待て。

2

麒麟《きりん》も老《お》いては駑馬《どば》に劣《おと》る

優れた人物も、年を取れば普通の人にも劣ること。

昔《むかし》取《と》った杵柄《きねづか》

若い頃に身につけた技量。腕に覚えのある技能。

3

鳶《とび》が鷹《たか》を生《う》む

平凡な親が優れた子を生むことのたとえ。

蛙《かえる》の子《こ》は蛙《かえる》

子どもは何事も親に似てくるというたとえ。

4

下手《へた》の道具《どうぐ》調《しら》べ

未熟者ほど自分の道具にうるさく注文すること。

弘法筆《こうぼうふで》を選《えら》ばず

その道の名人はどんな道具でも使いこなすこと。

5

門前市《もんぜんいち》を成《な》す

権力や名声により、人の出入りが多いたとえ。

閑古鳥《かんこどり》が鳴《な》く

人の訪れがなく、ひっそりとして寂しいさま。

6

火事《かじ》あとの火《ひ》の用心《ようじん》

時機に遅れて間に合わず、役に立たないたとえ。

転《ころ》ばぬ先《さき》の杖《つえ》

失敗しないよう、前もって準備することのたとえ。

7

急《せ》いては事《こと》を仕損《しそん》じる

あわてて物事に当たると、失敗しやすくなること。

巧遅《こうち》は拙速《せっそく》に如《し》かず

完璧でも遅いよりは、悪くても速いのがよい。

8

掃《は》き溜《だ》めに鶴《つる》

つまらない場所に優れたものがあることのたとえ。

団栗《どんぐり》の背比《せいくら》べ

どれも平凡で、優れたものがないことのたとえ。

反対の意味のことわざ・慣用句②

反対の意味の言葉になるよう、空欄に当てはまる漢字を入れてください。

例
水魚の交わり ⇕ 犬□の仲
⬇
水魚の交わり ⇕ 犬猿の仲

1
後は野となれ山となれ
⇕
立つ□跡を濁さず

2
痘痕《あばた》も靨《えくぼ》
⇕
□主憎けりゃ袈裟まで憎い

3
嘘つきは泥棒の始まり
⇕
嘘も方□

4
羹《あつもの》に懲りて膾《なます》を吹く
⇕
喉元過ぎれば□さを忘れる

5
提灯に釣り鐘
⇕
破れ□に綴じ蓋

6
渇しても盗泉の水を飲まず
⇕
背に□は代えられぬ

7
栴檀《せんだん》は双葉より芳し
⇕
大器は□□す

8
二度あることは三度ある
⇕
三度目の□□

答えは次ページ

反対の意味のことわざ・慣用句②

1

後《あと》は野《の》となれ山《やま》となれ

目先のことが済めば、後はどうなっても構わない。

立《た》つ鳥跡《とりあと》を濁《にご》さず

引き際が潔く、さわやかであることのたとえ。

2

痘痕《あばた》も靨《えくぼ》

ひいき目だと、欠点も長所に見えるというたとえ。

坊主《ぼうず》憎《にく》けりゃ袈裟《けさ》まで憎《にく》い

嫌な人に関するすべてのものが憎くなるたとえ。

3

嘘《うそ》つきは泥棒《どろぼう》の始《はじ》まり

平気で嘘をつく人は、泥棒も平気になること。

嘘《うそ》も方便《ほうべん》

嘘もよい結果を得る手段として必要だということ。

4

羹《あつもの》に懲《こ》りて膾《なます》を吹《ふ》く

失敗に懲りて、必要以上に用心深くなること。

喉元過《のどもとす》ぎれば熱《あつ》さを忘《わす》れる

困難な経験も、過ぎ去ってしまえば忘れること。

5

提灯《ちょうちん》に釣《つ》り鐘《がね》

物事のつり合いがとれていないことのたとえ。

破《わ》れ鍋《なべ》に綴《と》じ蓋《ぶた》

どんな人にもふさわしい伴侶がいることのたとえ。

6

渇《かっ》しても盗泉《とうせん》の水《みず》を飲《の》まず

どんなに困っても、不正には手を出さないこと。

背《せ》に腹《はら》は代《か》えられぬ

大事なことのため、ほかのことを犠牲にすること。

7

栴檀《せんだん》は双葉《ふたば》より芳《かんば》し

大成する人は幼少期から優れているというたとえ。

大器《たいき》は晩成《ばんせい》す

偉大な人物は世に出るまで時間がかかること。

8

二度《にど》あることは三度《さんど》ある

二度続いた物事は、もう一度繰り返されること。

三度目《さんどめ》の正直《しょうじき》

物事は三度目には期待通りの結果になること。

読むのが難しい慣用句①

慣用句の読みを答えてください。

1 相好を崩す

2 燎原の火

3 箍が緩む

4 足蹴にする

5 踵を接する

6 愁眉を開く

7 有卦に入る

8 一掬の涙

9 臍を固める

10 眦を決する

11 物怪の幸い

12 癪に障る

7「入る」を「はいる」と読むのは誤り

答えは次ページ

読むのが難しい慣用句①

1
そうごうをくずす
顔をほころばせ、にこやかになるさま。「相好」は表情のことで、緊張した顔を和らげ、にこにこするさま。

2
りょうげんのひ
勢いが盛んで、止められないこと。「燎原」は、野火。野火が急激に燃え広がるさまから。

3
たががゆるむ
緊張が緩んでしまったり、年をとったりして、しっかりしたところがなくなること。締まりがないこと。

4
あしげにする
足で踏みつけるように、人にひどい仕打ちをすること。その価値を認めず、ひどく冷淡にあしらうこと。

5
きびす(くびす)をせっする
物事が相次いで起こること。「踵」は、かかと。踵と踵が接するように、次々に続くさま。

6
しゅうびをひらく
悲しみや心配がなくなり、安心した顔つきになること。「愁眉」は、心配でしかめる眉。心配そうな表情。

7
うけにいる
幸運にめぐりあうこと。「有卦」は陰陽道の言葉で、生年の干支《えと》に基づいて七年間幸運が続くという年回り。

8
いっきくのなみだ
両手ですくうほどのたくさんの涙。または、わずかな涙。「一掬」は、水などを両手ですくい上げること。

9
ほぞをかためる
覚悟を決めること。強い決心を示す際に使われる言葉。「臍」は、へその古い言い方。

10
まなじりをけっする
決意を固めたり激怒したりして、目をカッと大きく見開くさま。「眦」は目尻、「決する」は裂く。

11
もっけのさいわい
思いがけない幸運。「物怪」は、「もののけ(妖怪)」が変化した言葉で、思いがけないことを表します。

12
しゃくにさわる
気に入らなくて腹が立つこと。不快で気に障ること。「癪」は、胸や腹がけいれんして痛むという意味。

読むのが難しい慣用句②

慣用句の読みを答えてください。

1 固唾を呑む

2 正鵠を得る

3 顰みに倣う

4 阿吽の呼吸

5 謦咳に接する

6 惻隠の情

7 轡を並べる

8 法螺を吹く

9 驥尾に付す

10 螻蛄になる

11 病膏肓に入る

12 雁字搦め

3 「顰み」はしかめ面。病気で美女がしかめ面をしただけなのに、それを真似した女性の故事に由来

答えは次ページ

読むのが難しい慣用句 ②

1

かたずをのむ

物事の成り行きが気がかりで、緊張して見守るさま。「固唾」は、緊張するときなどに口中にたまるつば。

2

せいこくをえる

物事の要点、核心をついていること。「正鵠」は、的の中心にある黒点。「正鵠を射る」ともいいます。

3

ひそみにならう

物事の本質や善悪を考えず、いたずらに人のまねをすること。人まねすることを謙遜していう言葉。

4

あうんのこきゅう

二人以上で一緒に作業を行う際、言葉を交わさずとも気持ちが一致して、タイミングがぴったり合うさま。

5

けいがいにせっする

尊敬する人に直接話を聞くこと。「謦咳」は、せき払い。間近でせき払いを聞けるほどの距離で会うことから。

6

そくいんのじょう

人の苦しみや困難を見て、自然に心が痛むこと。「惻隠」は、同情して憐れむ気持ちを指します。

7

くつわをならべる

複数のものが一緒に物事を行なうさま。轡（口輪）をはめた馬が首を並べて、一緒に進むさまから。

8

ほらをふく

大げさなことやでたらめを言うこと。「法螺」は仏具の法螺貝を指し、それが大きな音を出すことから。

9

きびにふす

優れた人に従えば、小人物でも成功できること。名馬の尾にとまれば、蝿でも遠方に行けるという故事から。

10

おけらになる

所持金がすべてなくなること。お手上げのポーズが、前足を広げる昆虫のオケラの姿に似ていることから。

11

やまいこうこうにいる

不治の病にかかること。「膏」は心臓の下、「肓」は横隔膜の上を指し、そこに病気が入ると重篤になるとも。

12

がんじがらめ

束縛が多くて自由に行動できないさま。「雁字」は、雁《かり》が一列になって整然に飛ぶさまを文字に見立てた語。

読むのが難しい慣用句 ③

慣用句の読みを答えてください。

1 一矢を報いる

2 沽券に関わる

3 人心地が付く

4 糊口をしのぐ

5 肝胆相照らす

6 平仄が合わない

7 人口に膾炙する

8 位人臣を極める

9 肺腑を衝く

10 鼎の軽重を問う

11 梲が上がらない

12 二進も三進も行かない

10 「軽重」を「けいじゅう」と読むのは誤り

答えは次ページ

読むのが難しい慣用句③

1
いっしをむくいる
自分への攻撃や非難などに対して、大勢は変えられなくても、少しでも反撃や反論をすること。

2
こけんにかかわる
品位や体面に差し障りがあること。「沽券」は、もともとは土地や家屋などの売買に関する証文のこと。

3
ひとごこちがつく
生きているという実感が戻ってくること。緊張から解放されて、ほっとした気持ちになること。

4
ここうをしのぐ
やりくりしながら細々と生計を立てること。「糊口」は、お粥を口にするの意味で、貧しい生活を表します。

5
かんたんあいてらす
互いに心の底から打ち解けて、親しくつき合うこと。「肝胆」は肝臓と胆嚢のことで、心の奥底ということ。

6
ひょうそくがあわない
話の前後が食い違うこと。筋道が立たないこと。漢詩で守るべき平字と仄字の配列が合わないことから。

7
じんこうにかいしゃする
世間で評判になり、知れ渡ること。膾（細かく切った生肉）と炙（あぶり肉）が人々に好まれることから。

8
くらいじんしんをきわめる
臣下として最高の地位につくこと。主に官僚などが最高位に達することを指します。

9
はいふをつく
深い感銘を与えること。「肺腑」は肺臓、心の奥底。心の奥底まで突き通すという意味から。

10
かなえのけいちょうをとう
権力者の能力や力量を疑い、その立場を揺るがそうとすること。他人の実力や権威を疑うこと。

11
うだつがあがらない
地位や生活が向上しないこと。「梲」は家屋を支える柱の一つで、重みで押さえつけられているさまから。

12
にっちもさっちもいかない
行き詰まって身動きできないさま。「二進」「三進」は算盤の割り算から出た語で、計算のやりくりの意味。

古典の書き出しを味わう

❷ 清少納言《せいしょうなごん》『枕草子《まくらのそうし》』

源氏物語と並んで平安時代の女流文学の双璧と称される『枕草子』。「春はあけぼの」で始まる書き出しは、無駄な言葉を削ぎ落とした簡潔な表現と鋭利な観察眼が特徴で、音読してみると日本語の美しい響きが感じられるでしょう。

読みに合わせて、空欄に当てはまる漢字を入れてください。

□《はる》はあけぼの。
やうやう白《しろ》くなりゆく
□《やま》□《ぎは》少《すこ》し明《あ》かりて、
紫《むらさき》だちたる
雲《くも》の細《ほそ》くたなびきたる。
□《なつ》は夜《よる》。□《つき》の頃《ころ》はさらなり。
□《やみ》もなほ、□《ほたる》の多《おお》く飛《と》びちがひたる。
また、ただ一《ひと》つ二《ふた》つなど、
ほのかにうち光《ひか》りて行《ゆ》くもをかし。
雨《あめ》など降《ふ》るもをかし。

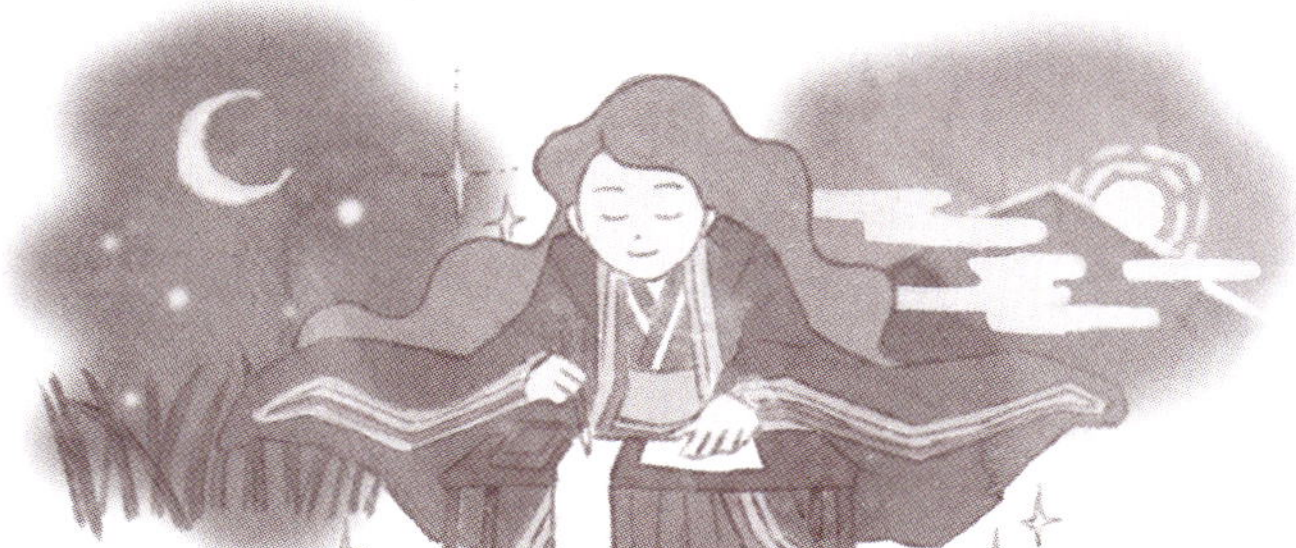

答えは次ページ

古典の書き出しを味わう ❷清少納言『枕草子』

解答：春《はる》／山際《やまぎは》／夏《なつ》／月《つき》／闇《やみ》／蛍《ほたる》

◉現代語訳◉

春は夜がほのぼのと明けようとする頃（がいい）。（日が昇るにつれて）だんだんと白んでいく山際の空が少し明るくなり、赤紫がかった雲が細くたなびいている（景色がいい）。夏は夜（がいい）。月が出ているときは言うまでもなく、（月が出ていない）闇夜もやはり、たくさんの蛍が飛び交っている（のがいい）。ほんの一、二匹がぼんやりと光って飛んでいくのも趣がある。雨が降るのもいい。

※山際＝稜線に接している空　をかし＝趣がある、心が引かれる

◉解説◉

作者は、一条天皇の中宮・藤原定子《ふじわらのていし》に仕えた清少納言で、平安時代中期の１００１（長保３）年頃に成立。約３００の文章からなり、宮中での暮らしを回想した日記的章段や、四季の自然、日常生活について綴った随筆的章段などに分かれます。〝世界最古のエッセイ〟とも称され、書き出し部分では「春はあけぼの」「夏は夜」「秋は夕暮れ」「冬はつとめて（早朝）」と、季節の情景が巧みに表現されています。

歌人・清原元輔《きよはらのもとすけ》の娘として生まれた清少納言。漢詩の知識が豊富で、頭の回転が速い才女でしたが、その才能ゆえ、宮中ではほかの女官からねたまれることも多かったようです

鳥居清長「清少納言」（東京国立博物館蔵）より
出典：ColBase（https://colbase.nich.go.jp/）

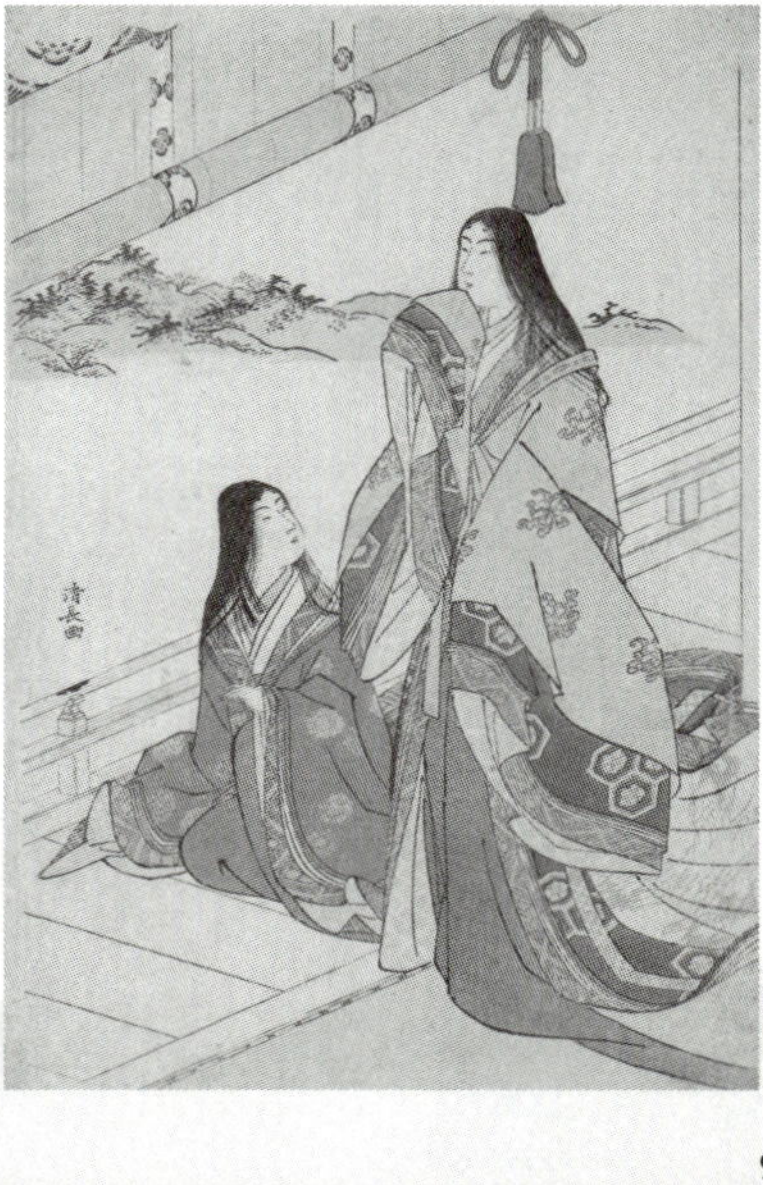

清原氏が祀られている京都の車折《くるまざき》神社には、境内に清少納言を祀る「清少納言社」があります

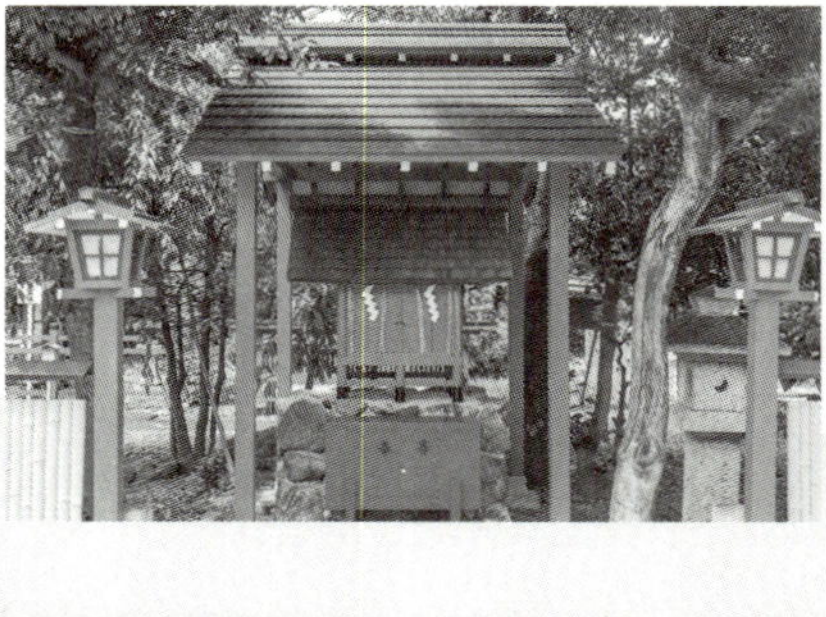

第3章

ジャンル別！

多彩なシーンで使える実践語

全136問

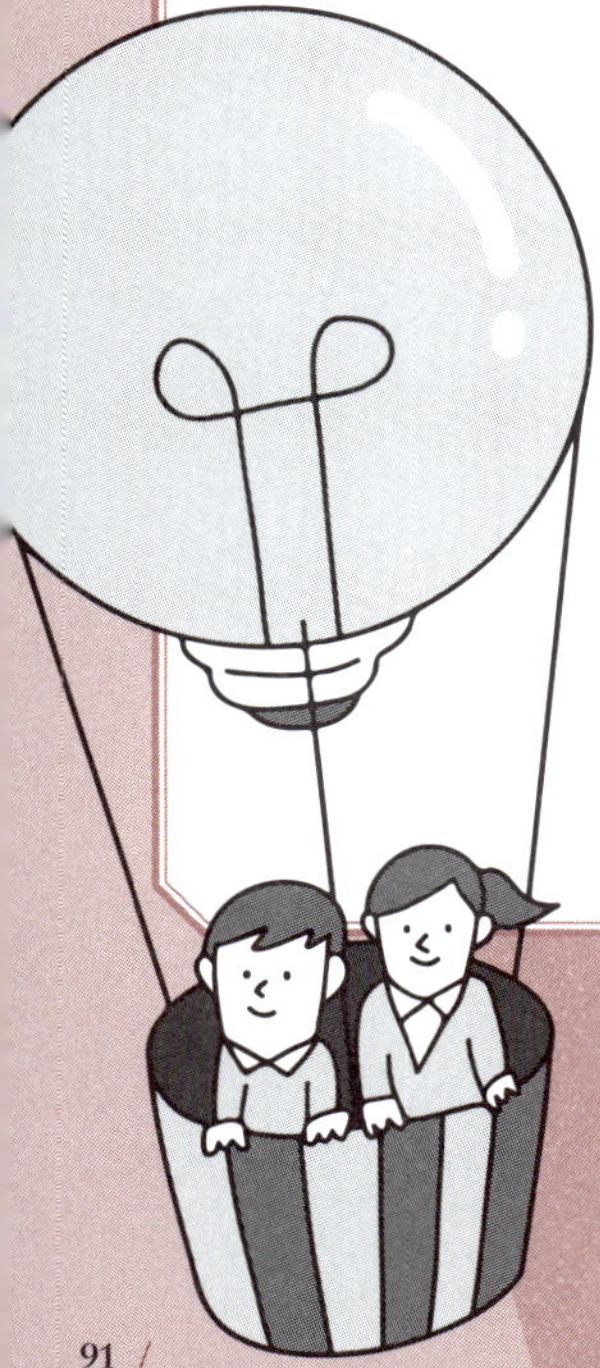

第3章

本章では、人間関係や人生、恋愛、お金、天気などにちなんだ慣用句・ことわざをジャンル別に集めました。実践的な練習を通して、日常生活におけるコミュニケーションに役立ててみましょう。わからない言葉があったら、この機会にしっかり確認することも大切です。

【実力レベル診断】

全136問のうち、どのくらい正解したのか採点してみましょう。

115問以上正解 ：博士レベル
95問以上正解 ：秀才レベル
75問以上正解 ：一般レベル

第3章のことわざ

知者《ちしゃ》は惑《まど》わず　勇者《ゆうしゃ》は懼《おそ》れず

【意味】
知者は迷わずに判断し、
勇者は何事にも恐れを抱かないということ。

儒教の祖、孔子《こうし》の『論語《ろんご》』に由来する言葉。道理をわきまえた知者と信念を持った勇者、この両者を語ることで、困難を乗り越えるための知恵と勇気の重要性を説いています。重要な決断を下す際の指針として、“生きるヒント”になる言葉ともいえるでしょう。

世間・社会にちなんだ慣用句・ことわざ

空欄に当てはまる漢字を入れてください。

1 □生畏る可し

2 憎まれっ子□に憚る

3 地獄の沙汰も□次第

4 訛《なま》りは国の□形

5 人の口に□は立てられぬ

6 □が吹けば桶屋が儲かる

7 舟に刻みて□を求む

8 商人と屏風は直ぐには□たぬ

5 うわさ話が広がるのを防ぐのは難しいものです

答えは次ページ

世間・社会にちなんだ慣用句・ことわざ

1

後生畏る可し《こうせいおそるべし》

自分より後から生まれる者は若くて気力があり、これから努力を重ねればどれほどの力量を身につけるのかわからないので、おそれなければならないということ。

2

憎《にく》まれっ子世《よ》に憚《はばか》る

人から憎まれるような子どもはたくましく育つので、そういう人間に限って世間に出ると出世し、幅を利かせるということ。「憚る」は、幅を利かせるという意味。

3

地獄《じごく》の沙汰《さた》も金《かね》次第《しだい》

悪行を重ねた人が死後に行くという地獄の裁判（沙汰）も金の力で有利になるというくらいだから、この世は金さえあれば何事でも思うがままだというたとえ。

4

訛《なま》りは国《くに》の手形《てがた》

話し言葉にはその土地独自の訛りがあるため、訛りを聞けばその人の出身地を知ることができるというたとえ。「手形」は、江戸時代の旅行許可証兼身分証明書。

5

人《ひと》の口《くち》に戸《と》は立《た》てられぬ

世間の人々がうわさをしたり批判したりするのは、どうにも防ぎようがないというたとえ。家の戸を閉めるように、人の口を閉めることはできないということ。

6

風《かぜ》が吹《ふ》けば桶屋《おけや》が儲《もう》かる

無関係なできごとが連鎖的につながり、予想外の影響を及ぼすこと※。転じて、因果関係がないのに無理矢理こじつけたり、あてにならない期待をしたりすること。

7

舟《ふね》に刻《きざ》みて剣《けん》を求《もと》む

時勢が変化することを知らず、古いしきたりを守ること。舟から剣を水中に落とした人が慌てて舟べりに印をつけ、「ここから落とした」と言い張ったという故事から。

8

商人《あきんど》と屏風《びょうぶ》は直《す》ぐには立《た》たぬ

屏風は折り曲げないと倒れるように、商人も自分の感情を折り曲げてでも客の機嫌をとることが必要であるということ。正直だけでは繁盛しないという、商売の心得。

※風でほこりが舞うと目を痛める人が増え、これにより失明した人が三味線奏者になります。すると、三味線用の猫皮をとるために猫が殺され、ネズミが増えてあちこちで桶をかじるため、桶屋の仕事が増えて儲かる……ということ。

道徳・マナーにちなんだ慣用句・ことわざ

空欄に当てはまる漢字を入れてください。

1
三顧の□

2
□食足りて礼節を知る

3
大□廃れて仁義あり

4
□處は無沙汰

5
親しき仲にも□□あり

6
三尺下がって□の影を踏まず

7
□に三枝の礼あり 烏に反哺の孝あり

8
□は三日飼えば三年恩を忘れぬ

4 控えめなのもほどほどに **7** 親孝行のススメ

答えは次ページ

答え

道徳・マナーにちなんだ慣用句・ことわざ

1

三顧《さんこ》の礼《れい》

礼儀を尽くして物事を頼むこと。中国の三国時代、劉備《りゅうび》が諸葛孔明《しょかつこうめい》を三度も訪ね、最後には軍師として迎えることに成功したという故事から。「顧」は、訪ねる。

2

衣食足《いしょくた》りて礼節《れいせつ》を知《し》る

人は食料や衣類が満たされることで、初めて礼儀に心を向ける余裕が生じるということ。国民の生活にゆとりがあってこそ、社会が安定するという教え。

3

大道《たいどう》廃《すた》れて仁義《じんぎ》あり

大道（根本的な道徳）が世の中から失われ、仁義の必要性が強調されるようになったということ。道徳を守るようにいわれるのは、それが衰えている証拠だということ。

4

遠慮《えんりょ》は無沙汰《ぶさた》

遠慮しすぎて訪問するのを控えるのも、何のあいさつもしないことになり、かえって失礼になるということ。相手に気を遣うのもほどほどにせよという教え。

5

親《した》しき仲《なか》にも礼儀《れいぎ》あり

どんなに親しい間柄でも、礼儀を重んじるべきであるという教え。遠慮がなくなれば親しい関係が崩れてしまうので、相手への気遣いが大切であるということ。

6

三尺下《さんじゃくさ》がって師《し》の影《かげ》を踏《ふ》まず

弟子は師匠を敬い、礼儀を失わないよう心がけるべきだという教え。弟子が師匠に従って行くときはあまり近づくのも失礼なので、三尺ほど離れるべきという意味から。

7

鳩《はと》に三枝《さんし》の礼《れい》あり 烏《からす》に反哺《はんぽ》の孝《こう》あり

子鳩は親鳩より三本下の枝にとまって礼節を守り、烏は育ててもらった恩義に報いるため、親烏の口にえさを含ませて孝行すること。「反哺」は、親に恩を返すこと。

8

犬《いぬ》は三日《みっか》飼《か》えば三年《さんねん》恩《おん》を忘《わす》れぬ

犬は三日養っただけで、飼い主になついて三年間その恩を忘れない。まして人間なら恩を忘れないのが当然であるということ。恩知らずをいさめる言葉。

人間関係にちなんだ慣用句・ことわざ

空欄に当てはまる漢字を入れてください。

1
氷□相容れず

2
渡る世間に□はない

3
庇を貸して□屋を取られる

4
秋茄子は□に食わすな

5
挨拶は時の□□

6
□る者は日々に疎し

7
□には乗ってみよ人には添うてみよ

8
獅子身中の□

2 テレビドラマは「渡る世間は○ばかり」
7 どんなことでも経験することが大切です

答えは次ページ

答え

人間関係にちなんだ慣用句・ことわざ

1

氷《ひょう》炭《たん》相《あい》容《い》れず

性質が正反対で合わないことのたとえ。「炭」は、炭火のこと。氷は炭火で溶け、炭火は氷で消えるように、両者が調和することなく互いに相容れないことから。

2

渡《わた》る世間《せけん》に鬼《おに》はない

世の中には薄情な人ばかりではなく、救いの手を差しのべる情け深い人もいるということ。世知辛い世の中に見えても、慈悲や人情はどこにもあるということ。

3

庇《ひさし》を貸《か》して母屋《おもや》を取《と》られる

好意で一部を貸したつもりなのに、すべて取られてしまうこと。または、恩義を仇《あだ》で返されること。軒先だけを貸したのに、家全体を取られることから。

4

秋茄子《あきなす》は嫁《よめ》に食《く》わすな

秋のなすは絶品で、憎たらしい嫁には食べさせないということ。このほか、秋のなすは体を冷やすので、大切な嫁に食べさせるなとする説もあります。

5

挨拶《あいさつ》は時《とき》の氏神《うじがみ》

争いごとの仲裁をしてくれる人は、氏神のようにありがたいものなので、その調停には従うべきであること。「挨拶」は、仲裁の意味。「仲裁は時の氏神」とも。

6

去《さ》る者《もの》は日々《ひび》に疎《うと》し

年月の経過にしたがって、死んだ人のことを忘れるようになること。親しい人でも離ればなれになって顔を合わせなくなると、月日が経つにつれて疎遠になること。

7

馬《うま》には乗《の》ってみよ 人《ひと》には添《そ》うてみよ

馬の良し悪しは乗ってみなければわからず、人柄の良し悪しもつき合ってみなければわからない。何事も自分で経験することの大切さを説いた言葉。

8

獅子身中《しししんちゅう》の虫《むし》

組織の内部にいながら災いを起こす人のこと。獅子の体に寄生して獅子を死に至らせる虫。もともとは仏教用語で、仏教徒でありながら仏教に害を与える人を指します。

夫婦にちなんだ慣用句・ことわざ

空欄に当てはまる漢字を入れてください。

1
夫婦喧嘩は□も食わぬ

2
□は異なもの味なもの

3
破□再び照らさず

4
琴瑟相□す

5
律儀者の□沢山

6
鴛《えん》鴦《おう》の□り

7
糟糠の妻は□より下さず

8
家に女房なきは□のなき炉の如し

7「糟糠の妻」は、苦楽をともにしてきた妻

答えは次ページ

夫婦にちなんだ慣用句・ことわざ

1

夫婦喧嘩《ふうふげんか》は犬《いぬ》も食《く》わぬ

夫婦喧嘩はささいなことで起こり、すぐに仲直りするものなので、犬でさえ見向きもしない。すぐに和解するので、仲裁するのもばかばかしいということ。

2

縁《えん》は異《い》なもの味《あじ》なもの

男女の縁は、どこでどう結ばれるのか説明できず、実に不思議でおもしろいということ。縁は絶妙に人を結びつけ、神の思し召しというほかはないという意味。

3

破鏡《はきょう》再《ふたた》び照《て》らさず

一度こわれた関係は元に戻らないというたとえ。離れて暮らすことになった夫婦が、鏡を割って半分ずつ所持して愛情の証しにしたが、結局離別したという故事から。

4

琴瑟相和《きんしつあいわ》す

人と人の仲、特に夫婦仲がむつまじいことのたとえ。「琴」は小型の琴、「瑟」は大型の琴。琴と瑟を合奏すると、音がよく調和するという意味から。

5

律儀者《りちぎもの》の子沢山《こだくさん》

律儀な男性はまじめなので、夫婦仲もよく、その結果子どもがたくさんできるということ。酒や女遊びなどをしないので、子どもばかりつくって生活に追われるとも。

6

鴛鴦《えんおう》の契《ちぎ》り

夫婦の絆がきわめて強いことのたとえ。「鴛鴦」はおしどりのことで、夫婦仲がよい鳥とされます。おしどりのように一生仲良く連れ添うという夫婦の約束。

7

糟糠《そうこう》の妻《つま》は堂《どう》より下《くだ》さず

貧しいときから苦労をともにしてきた妻は、立身出世したからといって、見捨てることはできないということ。「糟糠」は酒かすと米ぬかを指し、粗末な食べ物のこと。

8

家《いえ》に女房《にょうぼう》なきは火《ひ》のなき炉《ろ》の如《ごと》し

一家に主婦がいないのは、炉の中に火がないのと同じで、大事なものが欠けていて寂しいということ。類義語に「家に無くてならぬものは上《あ》がり框《がまち》と女房」など。

親子にちなんだ慣用句・ことわざ

空欄に当てはまる漢字を入れてください。

1 子を持って知る親の□

2 一□二太郎

3 子は三界の□枷

4 孟母□遷の教え

5 子は親を映す□

6 可愛い子には□をさせよ

7 □に布団は着せられず

8 親の甘□が毒となる

2 家族構成の理想？ 4 理想的な教育環境を求めて

答えは次ページ

親子にちなんだ慣用句・ことわざ

1

子《こ》を持《も》って知《し》る親《おや》の恩《おん》

自分が親となって子どもを育てることではじめて、親のありがたみがわかるということ。子育ての苦労を実感することで、親への感謝の気持ちが深まること。

2

一《いち》姫《ひめ》二《に》太郎《たろう》

子どもは、最初は育てやすい女の子で、次は男の子がよいという言い伝え。「子どもは女一人、男二人が理想」という解釈もありますが、本来の意味ではありません。

3

子《こ》は三界《さんがい》の首枷《くびかせ》

子どもを思う心が強すぎて、親は生涯にわたり自由に行動できないというたとえ。「三界」は過去、現在、未来を指し、いつも首枷がまとわりついて離れないということ。

4

孟母《もうぼ》三遷《さんせん》の教《おし》え

子どもは周囲の環境から影響を受けやすく、教育のために環境を選ぶのが重要になるという教え。環境のよい土地を求め、孟子《もうし》の母が三度も転居したという故事から。

5

子《こ》は親《おや》を映《うつ》す鏡《かがみ》

子どもの言動は、親の価値観や考えを強く反映しているということ。子どもの言動を見れば、どんな親なのか想像することができるというたとえ。

6

可愛《かわい》い子《こ》には旅《たび》をさせよ

子どもを愛しいと思うなら、将来のために世間に出して苦労を経験させるべきだという教え。電車や飛行機がなかったかつての旅は、つらくて厳しいものでした。

7

石《いし》に布団《ふとん》は着《き》せられず

両親が生きているうちに親孝行に励めという教訓。「石」は墓石のことで、親の墓石に布団をかけて尽くしたとしても、どうにもならないということ。

8

親《おや》の甘茶《あまちゃ》が毒《どく》となる

親が子どもを甘やかして育てることは、その子の将来にとってためにならず、むしろ毒になるということ。類義語に「親の甘いは子に毒薬」など。

友人・仲間にちなんだ慣用句・ことわざ

空欄に当てはまる漢字を入れてください。

1 同じ釜の□を食う

2 □病相憐れむ

3 刎《ふん》頸《けい》の□わり

4 □は友を呼ぶ

5 □者三友 損者三友

6 □擦れより友擦れ

7 友と□は古いほどいい

8 昨日の□は今日の友

2 境遇が似ているから、同情してしまう

答えは次ページ

友人・仲間にちなんだ慣用句・ことわざ

1
同《おな》じ釜《かま》の飯《めし》を食《く》う

生活や苦楽をともにした親しい仲間であることのたとえ。長く一緒に働く同僚や古くからの友人などのこと。同じ釜で炊いた飯を一緒に食べると、絆が深まることから。

2
同《どう》病《びょう》相《あい》憐《あわ》れむ

同じ病気の人同士でその苦痛をわかり合うこと。転じて、似たような境遇にいる人は、互いの事情や立場をよく理解でき、同情し合うようになるということ。

3
刎《ふん》頸《けい》の交《まじ》わり

親しい交際や、固い友情のたとえ。「刎」は（首を）はねること、「頸」は首。相手のためには、首をはねられようとも悔いがないという強い結びつきを表します。

4
類《るい》は友《とも》を呼《よ》ぶ

考え方や趣味などが似ている人たちは、自然に集まるものであるということ。中国の古典『易経《えききょう》』にある「方は類を以て集まり、物は群を以て分かたる」が由来。

5
益者三友《えきしゃさんゆう》 損者三友《そんしゃさんゆう》

交際してためになる三種の友人（正直な人、誠実な人、物知りな人）と、損になる三種の友人（安易な道をとる人、他人にこびる人、口先ばかりの人）。

6
親《おや》擦《ず》れより友《とも》擦《ず》れ

子どもの成長においては、親よりも友人関係の影響のほうが大きいこと。子どもは友人との交流を通じて世間に慣れ、一方で悪い影響も受けるということ。

7
友《とも》と酒《さけ》は古《ふる》いほどいい

長く貯蔵してきた酒ほど味わい深いように、長くつき合ってきた友人ほど気心が知れた人はいないということ。古くからの友人の大切さを伝える言葉。

8
昨日《きのう》の敵《てき》は今日《きょう》の友《とも》

昨日までは敵だった相手も、状況が変わって今日は味方になること。人の考えや態度、運命は移り変わりやすく、あてにならないというたとえ。

人生にちなんだ慣用句・ことわざ

空欄に当てはまる漢字を入れてください。

1

歳□人を待たず

3

ゆりかごから□場まで

5

人生朝□の如し

7

朝に□を聞かば夕べに死すとも可なり

2

□より育ち

4

命あっての物□

6

□うは別れの始め

8

少年老い易く□成り難し

2 人を見るときは、家柄よりも育ちに注目せよ

答えは次ページ

人生にちなんだ慣用句・ことわざ

1

歳《さい》月《げつ》人《ひと》を待《ま》たず

月日は過ぎやすく、人の都合に合わせて待ってくれないということ。転じて、時が経つのは早いので、時間を無駄にせず日々励むべきであるという教え。

2

氏《うじ》より育《そだ》ち

生まれた家柄や身分より、その人を取りまく環境や教育のほうが、人に強い影響を与えること。どのように育ち、どんな人に成長したのかが重要という意味。

3

ゆりかごから墓《はか》場《ば》まで

第二次世界大戦後に英国で唱えられた社会保障政策のスローガンの一つ。社会保障の充実について、生まれてから死ぬまで生涯寄り添うとして表現したもの。

4

命《いのち》あっての物《もの》種《だね》

何事も命があってこそで、死んでしまっては何にもならないということ。「物種」は、物事の根源となるもの。命や安全が最優先であることを伝える言葉。

5

人《じん》生《せい》朝《ちょう》露《ろ》の如《ごと》し

人の一生は、朝日を浴びるとすぐに消えてしまう朝露のように、もろくてはかないものであるというたとえ。類義語に「浮世は夢」「人生夢の如し」など。

6

会《あ》うは別《わか》れの始《はじ》め

始めがあれば終わりがあるように、人と人とが出会えば、いつかは別れのときがやってくるということ。人生の無常やはかなさを伝える言葉。

7

朝《あした》に道《みち》を聞《き》かば夕《ゆう》べに死《し》すとも可《か》なり

朝に人間の生きるべき道を聞いて悟ることができれば、その夕方に死んでも心残りはないということ。孔子《こうし》の言葉とされ、道（真理）を追求する意義を強調したもの。

8

少《しょう》年《ねん》老《お》い易《やす》く学《がく》成《な》り難《がた》し

月日が経つのは早く、若いと思っているうちにすぐに年を取り、何も学べずに人生が終わるということ。若い頃から時間を惜しみ学問に励むべきだという教え。

恋愛にちなんだ慣用句・ことわざ

空欄に当てはまる漢字を入れてください。

1

女心と□の空

3

東男に□女

5

焼け木杭に□が付く

7

鳴く蝉よりも鳴かぬ□が身を焦がす

2

愛、□烏に及ぶ

4

恋は□案の外

6

磯の鮑《あわび》の□思い

8

惚れて通えば□里も一里

5 「焼け木杭」を「やけぼっくり」と誤読する人が多いようです

答えは次ページ

恋愛にちなんだ慣用句・ことわざ

1

女心《おんなごころ》と秋《あき》の空《そら》

女性の愛情は、秋の空模様のように変わりやすいということ。本来は「男心と秋の空」でしたが、恋愛に対する価値観が変わったことで近年定着しました。

2

愛《あい》、屋烏《おくう》に及《およ》ぶ

愛する人に関係するすべてが好ましくなることのたとえ。人を愛するあまり、その人が住む家の屋根にいる烏まで愛おしく思えるという意味から。

3

東男《あずまおとこ》に京女《きょうおんな》

男女の組み合わせの妙を表す言葉。男は気風《きっぷ》がよくてさっぱりした江戸っ子、女はしとやかな京都の女性がいちばんであるということ。似合いのカップルのたとえ。

4

恋《こい》は思案《しあん》の外《ほか》

恋は、常識や理性で割り切れないということ。恋すると人は理性を失い、常識では考えられないことをするという教え。類義語に「恋は盲目」「恋は闇」など。

5

焼《や》け木杭《ぼっくい》に火《ひ》が付《つ》く

過去に関係のあった二人が、再び元の関係に戻ること。主に男女の関係を指し、一度焼けた杭は火がつきやすいため、その関係が再燃するさまを表します。

6

磯《いそ》の鮑《あわび》の片思《かたおも》い

自分が恋しく思うだけで、相手にはその気がないことのたとえ。一方通行の恋心。鮑は巻貝の一種だが、その姿が二枚貝の片割れのように見えることから。

7

鳴《な》く蝉《せみ》よりも鳴《な》かぬ蛍《ほたる》が身《み》を焦《こ》がす

あれこれ口に出すより、心にとどめた思いのほうが切実だということ。激しく鳴く蝉に対し、声を出さない蛍は心に思いを秘め、それにより光を放つとされることから。

8

惚《ほ》れて通《かよ》えば千里《せんり》も一里《いちり》

恋人に会いたいという気持ちは、どんなに遠い道のりでも少しも苦にならないということ。これに続けて「逢わずに戻ればまた千里」ということもあります。

8 自分のミスに気づいたらすぐに

成功・失敗にちなんだ慣用句・ことわざ

空欄に当てはまる漢字を入れてください。

1 □慮の一失

3 敗軍の将は□を語らず

5 理に勝って□に落ちる

7 過ちを観て斯《ここ》に□を知る

2 好事□多し

4 月夜に□を抜かれる

6 木に縁《よ》りて□を求む

8 過ちては□むるに憚ること勿れ

答えは次ページ

成功・失敗にちなんだ慣用句・ことわざ

1

千《せん》慮《りょ》の一《いっ》失《しつ》

賢明な人が十分に考えて準備したとしても、一つ二つの失敗はあるということ。「千慮」はあれこれと配慮すること、「一失」は一回の過ち。

2

好《こう》事《じ》魔《ま》多《おお》し

物事がうまく行きそうなときこそ、邪魔が入りやすいということ。物事が順調に進むと油断が生まれるので、気の緩みを戒めるために使われることがあります。

3

敗《はい》軍《ぐん》の将《しょう》は兵《へい》を語《かた》らず

戦いに敗れた武将は、兵法について語る資格がないという意味。転じて、失敗した人はその件について再び口を挟むこともできないということ。

4

月《つき》夜《よ》に釜《かま》を抜《ぬ》かれる

ひどく油断していることのたとえ。月夜が照らす明るい晩にもかかわらず、大きくて重たい釜のような物を盗まれることから。「抜く」は、盗むこと。

5

理《り》に勝《か》って非《ひ》に落《お》ちる

道理に基づいた正しさを主張して相手に勝っても、かえって不利な立場になること。正論ばかりでは通用しないというたとえ。「理に勝って非に負ける」とも。

6

木《き》に縁《よ》りて魚《うお》を求《もと》む

魚を手に入れるために木に登るような、見当外れの行動。手段が間違っていると、目的を達成することはできないという教え。無駄で愚かな行為のたとえ。

7

過《あやま》ちを観《み》て斯《ここ》に仁《じん》を知《し》る

人の犯した過失の種類や傾向を観察すると、その人の人徳の程度がわかるということ。自分の失敗にどのように対処したかで、その人の本質が見えてくるということ。

8

過《あやま》ちては改《あらた》むるに憚《はばか》ること勿《なか》れ

間違いをしたことに気づいたら、自分の面目や周囲のことなど気にせず、即座に改めるべきだという教え。「憚る」は、ためらうこと。

6 見て見ぬ振りをせず、勇気を出して救いの手を差し出そう

決意・勇気にちなんだ慣用句・ことわざ

空欄に当てはまる漢字を入れてください。

1 図南の□

2 人間至る処□山あり

3 思い立ったが□日

4 精神一□何事か成らざらん

5 呑舟の□は枝流に游《およ》がず

6 □を見てせざるは勇無きなり

7 断じて行えば□□も之を避く

8 燕雀安んぞ鴻鵠の□を知らんや

答えは次ページ

決意・勇気にちなんだ慣用句・ことわざ

1

図南《となん》の翼《つばさ》

大事業や海外進出など、大きな計画を立てることのたとえ。「図南」は、中国の伝説の鳥であるオオトリが、はるか南方に飛び立とうとすることを表します。

2

人間《じんかん》至《いた》る処《ところ》青山《せいざん》あり

大望を実現するには、どこで死んでもいいというつもりで、故郷に限らず広い世界で活動すべきだということ。「人間」は人の住むところ、「青山」は骨を埋める場所。

3

思《おも》い立《た》ったが吉日《きちじつ》

物事を始めようという気持ちがわいたり、何かを決意したりしたら、その日が縁起のいい吉日だとしてすぐに始めるべきだということ。類義語に「善は急げ」など。

4

精神一到《せいしんいっとう》何事《なにごと》か成《な》らざらん

精神を集中して対処すれば、どんな困難でも必ず成し遂げられるということ。強い意志や集中力の重要性を説いた言葉。「一到」は、行けるところまで行くという意味。

5

呑舟《どんしゅう》の魚《うお》は枝流《しりゅう》に游《およ》がず

舟をのみこんでしまうほどの大魚は、小さな川にはすまないという意味。大人物はつまらない人物を相手にせず、ささいなことに関わらないというたとえ。

6

義《ぎ》を見《み》てせざるは勇無《ゆうな》きなり

人としてなすべきことを知りながらそれを実行しないのは、勇気がないからであるということ。困っている人を見かけたら助けるのも、勇気を示す行動の一つです。

7

断《だん》じて行《おこな》えば鬼神《きしん》も之《これ》を避《さ》く

断固とした態度で取り組めば、鬼神（精霊、神霊）でさえその勢いにのまれて避けようとすること。強い決意で断行すれば、どんな困難でも成功するというたとえ。

8

燕雀安《えんじゃくいずく》んぞ鴻鵠《こうこく》の志《こころざし》を知《し》らんや

つまらない人物は大人物の志を理解できないというたとえ。ツバメやスズメのような小さな鳥に、オオトリやクグイのような大きな鳥の志はわからないということ。

性格・態度にちなんだ慣用句・ことわざ

空欄に当てはまる漢字を入れてください。

2 料理に関連した言葉

1
□ の顔も三度まで

2
灰 □ が抜ける

3
石 □ を叩いて渡る

4
□ 濁併せ呑む

5
木で □ を括る

6
引かれ者の □ 唄

7
李もの言わざれども
下自ら蹊（みち）を成す

8
実るほど頭を垂れる
□
□ かな

113 / 第3章　多彩なシーンで使える実践語

答えは次ページ

性格・態度にちなんだ慣用句・ことわざ

1

仏《ほとけ》の顔《かお》も三度《さんど》まで

どんなに温和な人でも、失礼なことが繰り返されれば怒り出すこと。「仏」は、穏やかでめったに怒ることのない人のたとえ。古くは「仏の顔も三度撫《な》ずれば腹立つ」。

2

灰汁《あく》が抜《ぬ》ける

人の性格や容姿などに嫌みやあくどさがなく、さっぱりして洗練されること。肉や野菜などを調理する際に灰汁を取ると、すっきりした味になることから。

3

石橋《いしばし》を叩《たた》いて渡《わた》る

頑丈に見える石橋でも、崩れないか叩いて確認してから渡ること。用心の上に用心を重ねて取り組むことのたとえ。慎重すぎる人への皮肉として使われることも。

4

清濁《せいだく》併《あわ》せ呑《の》む

清流も濁流もすべてのみこんでしまう大海のように、大人物は善も悪も分け隔てなく公平に受け入れること。度量が大きいことのたとえ。

5

木《き》で鼻《はな》を括《くく》る

相談や要求に対し、無愛想な対応や冷笑な態度を見せること。もともとは「木で鼻をこくる（擦る）」で、木で鼻水を拭うさまを表し、その不快そうな態度を指します。

6

引《ひ》かれ者《もの》の小唄《こうた》

敗北が明らかなのに、負け惜しみから強がりを言うこと。「引かれ者」は、刑務所や刑場へ引き立てられる人のことで、それが虚勢を張って鼻歌を歌うことから。

7

桃李《とうり》もの言《い》わざれども下自《したおのずか》ら蹊《みち》を成《な》す

桃やスモモの木は何も言わないが、実を取るため人が集まるので、その下には自ずと小道（蹊）ができるという意味。人徳のある人には自然と人が集まることのたとえ。

8

実《みの》るほど頭《こうべ》を垂《た》れる稲穂《いなほ》かな

知識や技能を深めた人ほど、他人に対し謙虚になるというたとえ。稲の穂に実がなると、重みで垂れ下がってくることから。「実るほど頭《あたま》の下がる稲穂かな」とも。

我慢・努力にちなんだ慣用句・ことわざ

空欄に当てはまる漢字を入れてください。

1
七転び□起き

2
塵も積もれば□となる

3
千里の□も一歩から

4
韓信の□くぐり

5
艱難汝を□にす

6
使っている鍬は□る

7
□に雪折れなし

8
□□を滅却すれば火も亦涼し

5 困難を乗り越えて美しく光る

答えは次ページ

我慢・努力にちなんだ慣用句・ことわざ

1

七転《ななころ》び八起《やお》き

何度失敗してもめげず、奮起して立ち直ること。転じて、人生の浮き沈みが激しいこと。努力を重ねればいつか成功するとして、激励の言葉として使うことができます。

2

塵《ちり》も積《つ》もれば山《やま》となる

ごくわずかなものでも、大量に積もり重なれば山のようになるということ。些細なことでも時間をかけて継続すれば、大きな成果につながるという教え。

3

千里《せんり》の道《みち》も一歩《いっぽ》から

千里ものはるかなる行程も、第一歩から始まるという意味。転じて、大きな事業を成し遂げるには、手近なところから着実に始めるのが大切になるということ。

4

韓信《かんしん》の股《また》くぐり

大きな目的のために目の前の恥辱に耐え、争わずに受け流すこと。喧嘩を売られても相手の股をくぐって許しを請うたという古代中国の武将、韓信の幼少期の逸話から。

5

艱難汝《かんなんなんじ》を玉《たま》にす

苦労や困難を乗り越えることで、人は成長して大成するというたとえ。「艱難」は苦労すること、「玉」は宝石。西洋のことわざ「逆境は人を賢くする」を意訳したもの。

6

使《つか》っている鍬《くわ》は光《ひか》る

いつも使う鍬は、錆びることなく光っているように、絶えず努力している人は、周囲の人と違って輝いて見えるということ。類義語に「転がる石には苔《こけ》が生えぬ」など。

7

柳《やなぎ》に雪折《ゆきお》れなし

柔軟なものは、堅固なものよりかえって、厳しい状況でもよく持ちこたえるというたとえ。柳の枝はよくしなり、雪が降り積もっても重みで折れることがないことから。

8

心頭《しんとう》を滅却《めっきゃく》すれば火《ひ》も亦涼《またすず》し

煩悩から開放された無念無想の境地に至れば、火でも熱く感じないということ。どんな苦痛でも、心の持ち方しだいで苦しさを感じなくなるという教え。

争い・勝負にちなんだ慣用句・ことわざ

空欄に当てはまる漢字を入れてください。

1
勝負は□の運

3
□虎相搏《う》つ

5
三十六□逃げるに如かず

7
勝てば□□負ければ賊軍

2
一敗□に塗れる

4
蝸□角上の争い

6
□能く剛を制す

8
彼を知り□を知れば百戦殆《あやう》からず

2 完敗です
3 強豪同士の激突

答えは次ページ

争い・勝負にちなんだ慣用句・ことわざ

1
勝負《しょうぶ》は時《とき》の運《うん》

勝負ごとでの勝ち負けはその時の運によって決まり、強い人が勝つとは限らないということ。勝敗は、人智を超えた不思議なものに左右されるという考え。

2
一敗地《いっぱいち》に塗《まみ》れる

再び立ち上がることができないほど徹底的に打ち負かされること。「地に塗れる」は、戦死者の内臓が大地に散らばり、泥まみれになっているさま。

3
竜虎《りゅうこ》相搏《あいう》つ

実力に差のない二人の強豪が、死力を尽くして争うこと。「竜虎」は、竜と虎のような、いずれ劣らない二人の英雄や豪傑のたとえ。「りょうこ」とも読みます。

4
蝸牛角上《かぎゅうかくじょう》の争《あらそ》い

つまらない理由で争うこと。「蝸牛」は、カタツムリ。カタツムリの左の角にある国と右の角にある国が争ったという、古代中国の経典『荘子《そうじ》』にある寓話が由来。

5
三十六計《さんじゅうろっけい》逃《に》げるに如《し》かず

不利になったら、あれこれ考えるより逃げるのがいちばんであるという教え。困ったら逃げるのが得策だということ。「三十六計」は、中国に伝わる36種の兵法の定石。

6
柔《じゅう》能《よ》く剛《ごう》を制《せい》す

勝ち目がないように見える強者に、弱者が勝つこと。柔軟性のあるものが、そのしなやかさで巧みに鋭い矛先をそらし、剛強なものを押さえつけるということから。

7
勝《か》てば官軍《かんぐん》負《ま》ければ賊軍《ぞくぐん》

戦いに勝てば正義として迎えられ、負ければ間違いとして退けられること。幕末・明治期の戊辰《ぼしん》戦争から生まれた言葉で、「官軍」は新政府軍の正規軍のこと。

8
彼《かれ》を知《し》り己《おのれ》を知《し》れば百戦殆《ひゃくせんあやう》からず

敵の情勢と味方の実力を知り尽くせば、何度戦っても敗れることはないということ。戦略を立てる重要性を説いた言葉で、ビジネスにも応用できるといえるでしょう。

お金・貧富にちなんだ慣用句・ことわざ

空欄に当てはまる漢字を入れてください。

1 悪銭□につかず

2 □貧洗うが如し

3 出雲の□より恵比寿の紙

4 古川に□絶えず

5 尾□打ち枯らす

6 無い□は振れない

7 金は□欠くに溜まる

8 座して食らえば□も空し

3 明治時代の紙幣には、恵比寿神が描かれていました

答えは次ページ

お金・貧富にちなんだ慣用句・ことわざ

1 悪銭《あくせん》身《み》につかず

盗みや賭けごとで得た金は、無駄に使われてすぐになくなるものだということ。「悪銭」は粗悪な銭のことで、ここでは不正な手段などで得た〝あぶく銭〟を指します。

2 赤貧《せきひん》洗《あら》うが如《ごと》し

ひどく貧しく、洗い流したかのように何一つ物がないさま。「赤」は、何もないことを表します。「赤貧」と「清貧」を混同する誤りが多いので、要注意。

3 出雲《いずも》の神《かみ》より恵比寿《えびす》の紙《かみ》

縁結びの神である出雲の神さまより、恵比寿神が描かれている紙（明治時代の紙幣）のほうがありがたいということ。恋愛よりもお金を優先することのたとえ。

4 古川《ふるかわ》に水《みず》絶《た》えず

昔からの川は水が絶えないように、由緒ある家は没落しても、簡単につぶれるものではないということ。基礎のしっかりしているものは、容易に滅びないというたとえ。

5 尾《お》羽《は》打《う》ち枯《か》らす

羽振りのよかった人が落ちぶれ、見る影もないほどみすぼらしい姿になるさま。高貴な雰囲気がある鷹でも、尾羽が傷つけばみすぼらしくなるということから。

6 無《な》い袖《そで》は振《ふ》れない

金や物、能力など、持ってもいないもの求められてもどうにもしようがないこと。着物の袖に財布を入れていたので、財布を入れる袖すらないほどだという意味。

7 金《かね》は三欠《さんか》くに溜《た》まる

義理、人情、交際の三つを犠牲にするほどの覚悟がなければ、金はたまらないということ。世間並みの生活をしていては、金はたまるものではないという教え。

8 座《ざ》して食《く》らえば山《やま》も空《むな》し

働くことなく飲み食いするだけの生活を送れば、山のようにあった財産もすぐに消えてなくなるという戒め。類義語に「遊んで食えば山も尽きる」など。

悪・罰にちなんだ慣用句・ことわざ

空欄に当てはまる漢字を入れてください。

6 ほうびと罰についての考え方を表します

1
悪事□里を走る

2
邪は□に勝たず

3
盗人にも三分の□

4
罪を憎んで□を憎まず

5
罪相半ばする

6
□は厚くし罰は薄くすべし

7
網恢恢疎にして漏らさず

8
□いて馬謖(ばしょく)を斬る

答えは次ページ

悪・罰にちなんだ慣用句・ことわざ

1

悪《あく》事《じ》千《せん》里《り》を走《はし》る

悪い行いの評判は、はるか遠くまですぐに伝わり、世間に知れ渡ること。「好事門を出でず」（良い行いはなかなか世間に伝わらない）とセットで使われることも。

2

邪《じゃ》は正《せい》に勝《か》たず

邪悪なものは一時的に栄えることはあっても、結局正しいものには勝てないということ。菅原道真《すがわらのみちざね》の漢詩集にある「未だかつて邪は正に勝たず」という言葉が有名。

3

盗人《ぬすびと》にも三分《さんぶ》の理《り》

泥棒にも、盗みを行うにはそれなりの理由や言い分があるということ。どんなことでも、こじつければ何とでも理由がつけられるというたとえ。

4

罪《つみ》を憎《にく》んで人《ひと》を憎《にく》まず

罪は憎むべきだが、その罪を犯した人は憎むべきではないということ。悪いできごととその人を切り離して考え、冷静に判断することが大切です。

5

功《こう》罪《ざい》相《あい》半《なか》ばする

ある行為や功績などで、良い面と悪い面が半々ずつあり、どちらともいえないこと。成果や利益をもたらす一方で、悪影響が生じるケースなどを表します。

6

賞《しょう》は厚《あつ》くし罰《ばつ》は薄《うす》くすべし

良い行いに対しては大きくほめたたえ、悪い行いに対しては罪を軽くするべきであるという教え。正しい行動を奨励することの大切さを説いた言葉。

7

天《てん》網《もう》恢《かい》恢《かい》疎《そ》にして漏《も》らさず

悪事を行えば必ず捕らえられ、天罰を受けるということ。天の張る網は広大で、一見すると目が粗いように見えても、悪人を網の目から漏らすことはないという意味。

8

泣《な》いて馬謖《ばしょく》を斬《き》る

規律を守るため、私情を捨てて違反者を厳しく処罰すること。中国の三国時代、諸葛孔明《しょかつこうめい》が重用していた馬謖を命令に背いた罪で斬罪に処したことから。

季節・天気にちなんだ慣用句・ことわざ

空欄に当てはまる漢字を入れてください。

1
□火親しむべし

2
春宵一刻値□□

3
□の日は釣瓶落とし

4
□来りなば春遠からじ

5
朝雨に□要らず

6
夕立は□の背を分ける

7
狐の□入り

8
朝焼けは□夕焼けは日和

6 夕立の特徴を表した言葉
8 「日和」は、晴天のこと

答えは次ページ

季節・天気にちなんだ慣用句・ことわざ

1

灯《とう》火《か》親《した》しむべし

涼しくて過ごしやすい秋の長い夜は、灯火の下でじっくり読書するのに適しているということ。「灯火親しむ」は、秋の季語。「灯下親しむべし」と書くのは誤り。

2

春宵《しゅんしょう》一刻《いっこく》値《あたい》千金《せんきん》

春の夜は趣があって心地よく、そのひとときは千金に値するほど価値があるということ。中国の北宋時代の文学者、蘇軾《そしょく》の詩『春夜《しゅんや》』にある一節に由来。

3

秋《あき》の日《ひ》は釣瓶《つるべ》落《お》とし

釣瓶（井戸水をくむための桶）が井戸の底に向かってスルスルと落ちるように、秋になると日があっという間に沈むこと。秋の日暮れが早いことのたとえ。

4

冬《ふゆ》来《きた》りなば春《はる》遠《とお》からじ

厳しい冬に続いて、暖かな春もついそこまで来ているということ。どんなにつらい状況であっても、その先には明るい希望の日々が待っているというたとえ。

5

朝雨《あさあめ》に傘《かさ》要《い》らず

朝の雨はすぐにやむので、傘はいらないこと。「朝雨馬に鞍《くら》置け（朝雨はすぐやむので、馬に鞍を置いて外出の準備をせよ）」など、同様のことわざがいくつかあります。

6

夕立《ゆうだち》は馬《うま》の背《せ》を分《わ》ける

夕方に降る激しいにわか雨は、馬の背中の片側だけ濡らし、反対側は乾いているように、局地的な降り方をすること。夕立の降る範囲が狭いことのたとえ。

7

狐《きつね》の嫁《よめ》入《い》り

日が照っているのに、急に雨がぱらつくこと。天気雨。一説では、晴れているのに雨が降る不思議さを、狐に化かされたものとして表した言葉とされます。

8

朝焼《あさや》けは雨《あめ》 夕焼《ゆうや》けは日和《ひより》

朝に東の空が赤く染まっているのは、その日は雨になる前触れであり、夕方に西の空が赤く染まっているのは、翌日晴れる兆しであるということ。

災難・困難にちなんだ慣用句・ことわざ

空欄に当てはまる漢字を入れてください。

1 □礁に乗り上げる

2 地震雷火事□□

3 □降って地固まる

4 □□場の馬鹿力

5 禍を転じて□と為す

6 弁慶の立ち□生

7 □□は忘れた頃にやって来る

8 身を捨ててこそ浮かぶ□もあれ

7 地震や台風はいつやって来るのかわからない

答えは次ページ

災難・困難にちなんだ慣用句・ことわざ

1

暗礁《あんしょう》に乗《の》り上《あ》げる

思いがけない困難や障害に直面して、物事の進行が妨げられること。航行している船が暗礁に乗り上げると、身動きがとれなくなることから。

2

地《じ》震《しん》雷《かみなり》火《か》事《じ》親父《おやじ》

世の中で恐ろしいとされるものを順に並べた言葉。最後の「親父」がユーモラスですが、もともとは「大山嵐（おおやまじ）＝台風」だったとする説もあります。

3

雨《あめ》降《ふ》って地《じ》固《かた》まる

困難やもめごとなど悪いことが起こった後は、かえってよい状態になることのたとえ。雨が降った後、緩んでいた地面がしっかり固まることから。

4

火事《かじ》場《ば》の馬《ば》鹿《か》力《ぢから》

切迫した状況に置かれ、普段では想像できないような力を無意識に出すこと。火事のとき、通常では考えられない大きな力を出して家の中の重い荷物を運ぶことから。

5

禍《わざわい》を転《てん》じて福《ふく》と為《な》す

降りかかってきた災難や失敗をうまく利用して、自分の利益や幸せにつながるよう取り計らうこと。災難を逆用して、幸せをもたらすきっかけにすること。

6

弁慶《べんけい》の立《た》ち往生《おうじょう》

進むことも退くこともできない、どうにもならない状況のたとえ。主人の源義経《みなもとのよしつね》を守るように、武蔵坊弁慶《むさしぼうべんけい》が大長刀《おおなぎなた》を杖にして立ったまま死んだという伝説に由来。

7

天災《てんさい》は忘《わす》れた頃《ころ》にやって来《く》る

自然災害は、その悲惨さを忘れたときに再び起こるものであるという戒め。物理学者の寺田寅彦《てらだとらひこ》の言葉とされ、高知の旧居跡に立つ碑にその言葉が刻まれています。

8

身《み》を捨《す》ててこそ浮《う》かぶ瀬《せ》もあれ

水中でおぼれたとき、流れに身をゆだねれば、浮き上がることもあるという意味。自分の命を犠牲にする覚悟があれば、窮地を脱し、物事を成就できるということ。

応用編

チャレンジ問題

全10問

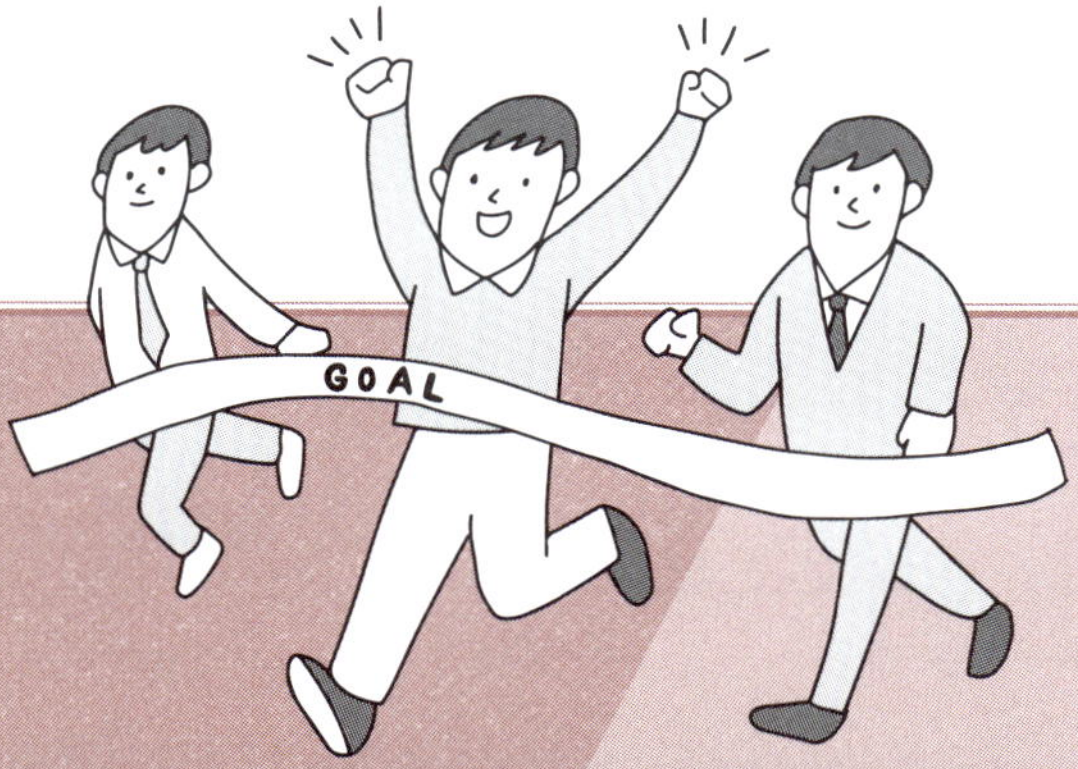

チャレンジ問題 Q1

左ページの盤面からリストの慣用句・ことわざを探し、しりとりでつないで進みましょう。最後に、盤面に使われずに残った文字を上から下へ順に読んでください。

難易度 ★★★

答えは130ページ

リスト

一部が空欄になっているので、まずは空欄に言葉を入れて慣用句・ことわざを完成させましょう！

- ［　　　　］で粟
- ［　　　　］に花
- ［　　　　］に綴《と》じ蓋
- 無い［　　　　］は振れぬ
- ［　　　　］あれば苦あり
- ［　　　　］の出し遅れ
- 住めば［　　　　］
- ［　　　　］の持ち腐れ
- ［　　　　］は繰り返す
- ［　　　　］矢の如《ごと》し

「ひみつ➡つくえ」のように、しりとりの要領で
言葉をつなげながらタテ・ヨコに進みましょう！

▼スタート

ら	く	あ	な	い	れ	ぬ	れ
れ	あ	に	は	そ	ふ	ぶ	て
ば	は	て	う	で	は	あ	で
く	あ	り	よ	じ	と	わ	れ
さ	ぐ	の	ら	ぶ	に	べ	な
れ	ち	も	か	た	ち	も	ん
き	し	は	く	し	よ	う	の
と	え	か	り	と	ご	し	だ
め	す	こ	う	い	の	お	ら
ば	み	や	ず	ん	や	く	れ

ゴール▼

盤面に使われずに残った文字を上から下へつなぐと、ある言葉が浮かび上がります

解答欄

答え

解答：あぶはちとらず（虻蜂取らず）

▼スタート

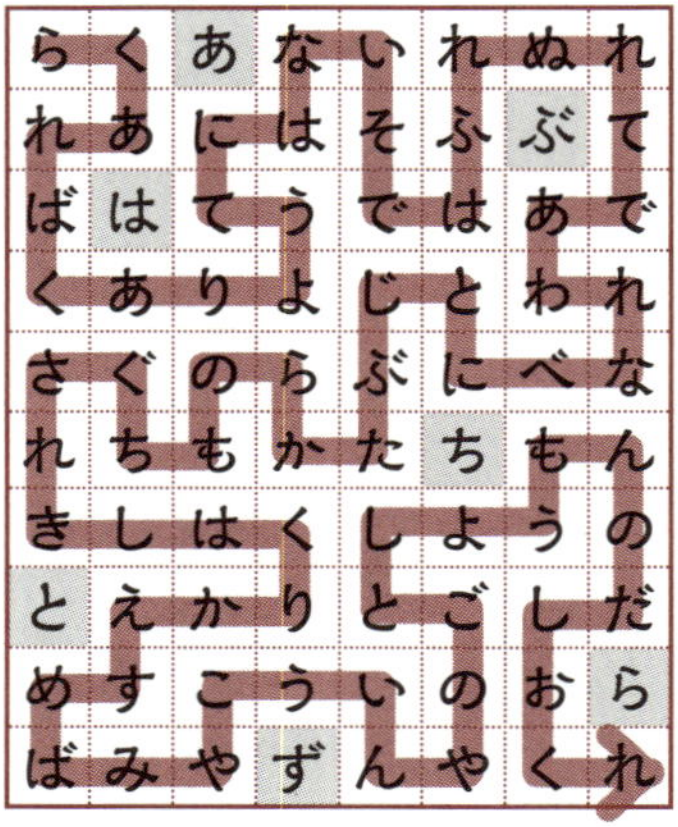

- 濡《ぬ》れ手《て》で粟《あわ》
- 両手《りょうて》に花《はな》
- 破《わ》(割)れ鍋《なべ》に綴《と》じ蓋《ぶた》
- 無《な》い袖《そで》は振《ふ》れぬ
- 楽《らく》あれば苦《く》あり
- 証文《しょうもん》の出《だ》し遅《おく》れ
- 住《す》めば都《みやこ》
- 宝《たから》の持《も》ち腐《ぐさ》れ
- 歴史《れきし》は繰《く》り返《かえ》す*
- 光陰《こういん》矢《や》の如《ごと》し

＊歴史《れきし》は繰《く》り返《かえ》す
ローマの歴史家クルチュウス・ルーフスの言葉。過去に起こったことは、同じような経過をたどって繰り返し起きるということ。

漢字うんちく①

「丼勘定《どんぶりかんじょう》」の「丼」はカツ丼？それとも親子丼？

A 職人が身につける腹掛けにあるポケットのこと

この場合の「丼」は、大工などの職人が身につける腹掛けにある大きなポケットのこと。職人たちはそのポケットにお金を無造作に入れ、大まかに出し入れしていたため、金額を細かく確認することなくざっくりお金をやりとりすることを「丼勘定」と呼ぶようになりました。このほか、更紗《さらさ》や緞子《どんす》などで作られた大きな袋の「丼」を指すとする説もあり、江戸時代に若い遊び人がこれを好んで使い、無造作にお金を出し入れしていたそうです。

チャレンジ問題
Q2

上段、中段、下段の言葉を結んで、ことわざ・慣用句を完成させてください。

難易度 ★☆☆

答えは次ページ

勝負	柳	馬子	魚心	狐	氏	女心	二階
あれば	から	と	に	にも	の	は	より
育ち	目薬	水心	衣装	時の運	風	嫁入り	秋の空

答え

勝負　柳　馬子　魚心　狐　氏　女心　二階

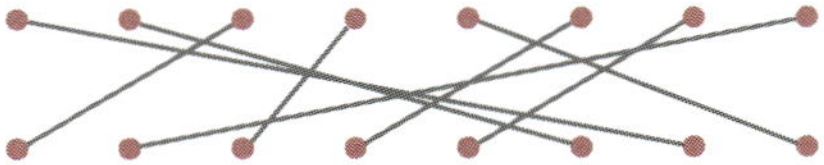

あれば　から　と　に　にも　の　は　より

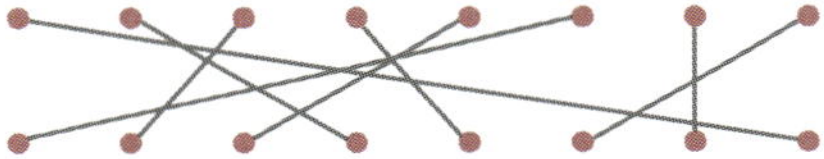

育ち　目薬　水心　衣装　時の運　風　嫁入り　秋の空

【完成することわざ・慣用句】

- 氏《うじ》より育《そだ》ち
- 魚心《うおごころ》あれば水心《みずごころ》
- 女心《おんなごころ》と秋《あき》の空《そら》
- 狐《きつね》の嫁《よめ》入《い》り
- 勝負《しょうぶ》は時《とき》の運《うん》
- 二階《にかい》から目薬《めぐすり》
- 馬子《まご》にも衣装《いしょう》
- 柳《やなぎ》に風《かぜ》

漢字うんちく②

「だめになる」ことを「お釈迦《しゃか》になる」というのはなぜ？

A 鋳物師の間で使われていた隠語が由来とされる※

仏教の開祖である釈迦にちなんで仏教と関係があるように思えますが、実は鋳物を作る職人たちの隠語を由来とする説が有力です。鋳物は、熱で溶かした金属を鋳型に流し込んで作りますが、このときに温度が高すぎると失敗することがあります。温度が高すぎるということは「火が強かった（ひがつよかった）」わけで、これが語呂合わせで釈迦の誕生日である「4月8日（しがつようか）」となり、失敗作を「お釈迦」と呼ぶようになりました。

※由来については諸説あります

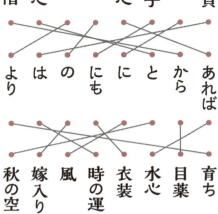

チャレンジ問題 Q3

リストの漢字を空欄に当てはめ、六つのことわざを完成させてください。最後に、使われずにリストに残った漢字を答えてください。

難易度 ★☆☆

答えは次ページ

❶ □□の□が□つ

❷ □さ□さも□□まで

❸ □□は□て□て

❹ □くて□きは□□の□

❺ □□にも□の□り

❻ □□は□に□し

リスト

法報道良誤近待寒白
口岸女立弘寝暑男遠
仲筆羽苦彼矢果薬

リストの漢字は１回ずつ使います

解答欄

答え

解答：道

❶ 白《しら》羽《は》の矢《や》が立《た》つ

❷ 暑《あつ》さ寒《さむ》さも彼《ひ》岸《がん》まで

❸ 果《か》報《ほう》は寝《ね》て待《ま》て

❹ 遠《とお》くて近《ちか》きは男《だん》女《じょ》の仲《なか》

❺ 弘《こう》法《ぼう》にも筆《ふで》の誤《あやま》り

❻ 良《りょう》薬《やく》は口《くち》に苦《にが》し

漢字うんちく③

酒飲みを「左《ひだり》利《き》き」というのはなぜ？

A

左手に「鑿《のみ》」を持つことから

大工や石細工の職人、鉱山労働者たちは、左手に鑿を持ち、右手の金槌でこれを打ち込んで作業するのが一般的でした。ここから左手を「鑿《のみ》手《て》」と呼び、語呂合わせで「飲み手」になり、「酒飲み＝左利き」になったといわれています。

漢字うんちく④

「台《だい》無《な》し」の「台」って何？

A

仏像をのせる台のこと

仏像は通常、台座の上に安置されます。台座がないと、仏像の威厳がなくなってしまうと考えられていました。このことから、格好がつかないこと、だめになることを「台無し」というようになりました。

チャレンジ問題

Q4

五つのことわざが三分割されてバラバラに配置されています。まず、もとの五つのことわざを復元してください。最後に使われずに残ったものを答えてください。

難易度 ★☆☆

答えは次ページ

- 子には
- 礼儀あり
- 休むに
- 稲穂かな
- 親しき
- 頭を垂れる
- あると思うな
- 下手の考え
- 旅をさせよ
- いつまでも
- 可愛い
- 去る者は
- 似たり
- 実るほど
- 仲にも
- 親と金

解答欄

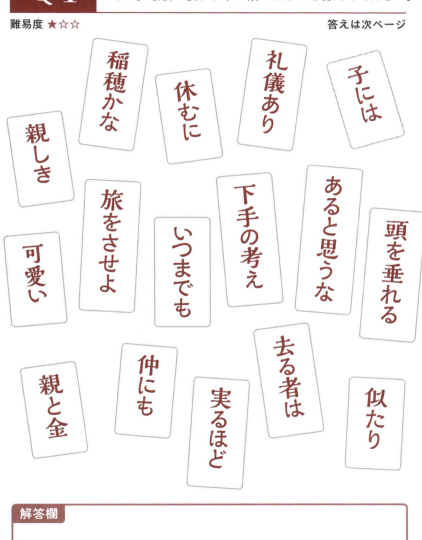

答え

解答：去る者は

【復元された五つのことわざ】

- 可愛《かわい》い子《こ》には旅《たび》をさせよ
- 実《みの》るほど頭《こうべ》を垂《た》れる稲穂《いなほ》かな
- 下手《へた》の考《かんが》え休《やす》むに似《に》たり
- 親《した》しき仲《なか》にも礼儀《れいぎ》あり
- いつまでもあると思《おも》うな親《おや》と金《かね》

＼知っておきたい！／

猫にまつわる慣用句・ことわざ

猫《ねこ》の額《ひたい》
面積がとても狭いことのたとえ。「猫額（ねこびたい、びょうがく）」とも。自宅の敷地や庭などが小さいことを、謙遜して表現する際に使われます。

猫《ねこ》を被《かぶ》る
特定の人の前で、うわべだけおとなしそうに見せること。また、知っていながら知らないふりをすること。猫が一見おとなしそうに見えることから。

皿《さら》嘗《な》めた猫《ねこ》が科《とが》を負《お》う
皿の上の魚を食べた猫が逃げ切り、皿をなめた猫だけが罰せられるという意味。主犯が処罰されず、関係した小物だけが罰せられることのたとえ。

犬《いぬ》は人《ひと》に付《つ》き、猫《ねこ》は家《いえ》に付《つ》く
犬は飼い主になついてどこまでも従うが、猫は飼い主ではなく、住みついた家に愛着を持つということ。犬と猫の本能の違いを表す言葉。

猫《ねこ》またぎ
味のよくない魚のたとえ。魚好きの猫でも、またいで通り過ぎるということから。江戸時代にはマグロが「猫またぎ」とも呼ばれていました。

魚《うお》を猫《ねこ》に預《あず》ける
好物の魚を猫のそばに置くと食べられてしまうように、危険な相手にわざわざ物を預けることのたとえ。自分の不用意から災難を招いてしまうこと。

上手《じょうず》の猫《ねこ》が爪《つめ》を隠《かく》す
優秀な能力や才能がある人ほど、いざというとき以外はそれをひけらかすようなことはしないということ。「能ある鷹は爪を隠す」も同じ意味。

猫《ねこ》は長者《ちょうじゃ》の生《う》まれ変《か》わり
猫の前世は、何不自由なく暮らしていた長者であるということ。「長者」は金持ちのことで、猫はのんびり寝てばかりでいるように見えることから。

チャレンジ問題 Q5

例のように、リストの漢字を空欄に当てはめ、ヒントに合わせて慣用句を作ってください。矢印でつながれているマスには同じ漢字が入ります。最後に、使われずにリストに残った漢字を答えてください。

難易度 ★★☆

答えは次ページ

❶ □□の□□ 得がたい間柄

❷ □□の□□ 雑念なし

❸ □□の□□ 思いがけない好結果

❹ □□の□□ 夜空に美しく

❺ □□に□□ 役に立たない

❻ □□の□□ 今にも滅びそう

❼ □□の□□ 自分には関係ない

リスト

二火我月前地
名提親無山秋
岸功境風夜事
中友対灯怪

例

雲の上 手が届かない

雲泥の差 月とスッポン

解答欄

答え

解答：山

❶ 無《む》二《に》の親《しん》友《ゆう》　得がたい間柄

❷ 無《む》我《が》の境《きょう》地《ち》　雑念なし

❸ 怪《け》我《が》の功《こう》名《みょう》　思いがけない好結果

❹ 中《ちゅう》秋《しゅう》の名《めい》月《げつ》　夜空に美しく

❺ 月《つき》夜《よ》に提《ちょう》灯《ちん》　役に立たない

❻ 風《ふう》前《ぜん》の灯《とも》火《しび》　今にも滅びそう

❼ 対《たい》岸《がん》の火《か》事《じ》　自分には関係ない

漢字うんちく⑤

「虫《むし》が好《す》かない」の虫は、どんな虫のこと？

A

体内にすみついているという九匹の虫のこと

中国の三大宗教の一つ、道教の教えでは、人体には人を監視する三匹の虫がいると考えられていました。江戸時代の日本では、この三匹の虫にそれぞれ仲間の虫が三匹ずついて、合計九匹の虫が体の中で快・不快、上機嫌・不機嫌などの感情を引き起こすと見なされていたのです。「なんとなく気に入らない」というような感情もこの虫たちが引き起こすと考え、ここから「虫が好かない」という表現が生まれました。「腹の虫の居所が悪い」「虫酸《むしず》が走る」「虫の知らせ」などの言葉も、同じ虫がもとになっています。

チャレンジ問題 Q6

①～③が表している慣用句・ことわざを答えてください。

難易度 ★☆☆

答えは次ページ

①
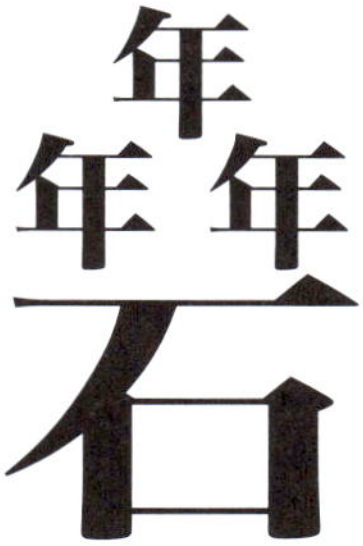

②
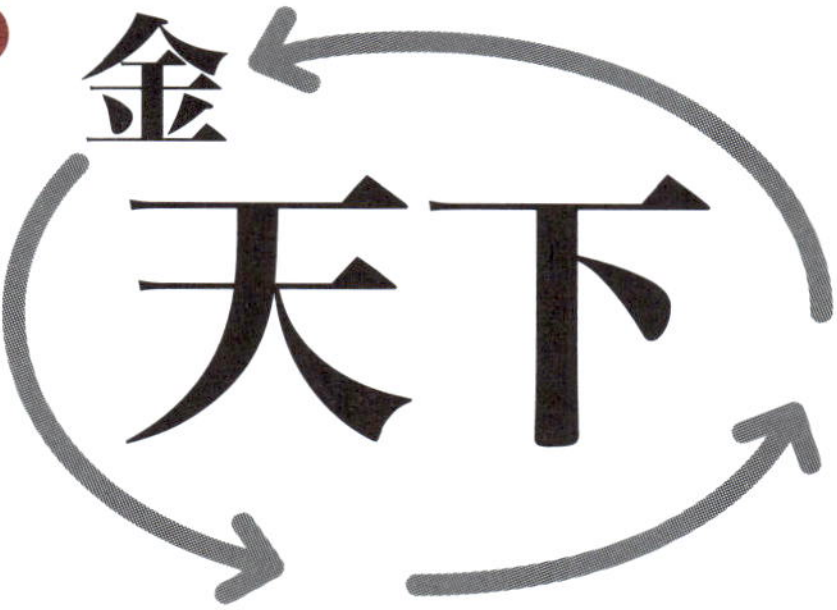

③
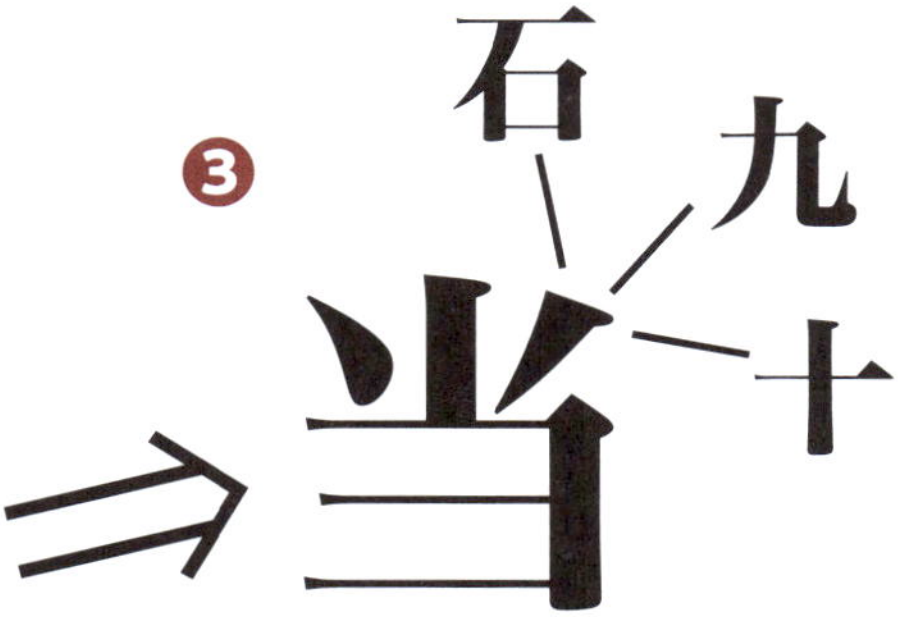

解答欄

①

②

③

答え

❶ 石《いし》の上《うえ》にも三年《さんねん》

❷ 金《かね》は天下《てんか》の回《まわ》りもの

❸ 当《あ》たって砕《くだ》けろ

＼知っておきたい！／

健康・医療にまつわる慣用句・ことわざ

鬼《おに》の霍乱《かくらん》

普段健康な人が、思いもかけず病気にかかること。「霍乱」は暑気あたり、日射病を指し、鬼が暑気あたりになるのは思いも寄らないという意味から。

夢《ゆめ》は五臓《ごぞう》の疲《つか》れ

夢を見るのは、五臓の疲れが原因であるという俗説。「五臓」は、肝臓、心臓、脾臓《ひぞう》、肺臓、腎臓《じんぞう》。悪夢を見た人へのなぐさめの言葉として使われます。

医者《いしゃ》と味噌《みそ》は古《ふる》い程良《ほどよ》い

経験を積んで確かな技量を持つ医師ほど、治療を安心して任せられるように、味噌も年月の経ったものほど熟成して味が優れているということ。

弱《よわ》みに付《つ》け込《こ》む風邪《かぜ》の神《かみ》

忙しくて寝込んでいられないときに限って、風邪の神が入り込んでくるということ。忙しいときに風邪を引くこと、または悪いことが重なることを表します。

医《い》は仁術《じんじゅつ》

医術は、仁愛の徳を持って病人を治すためのものであるという意味。損得勘定を重視するべきではないという、医者の使命を説いた言葉。

病《や》む身《み》より見《み》る目《め》

病気で寝ている病人がつらいのは当然だが、それ以上にそばで看病している人がもっとつらい思いをしているということ。「病む目より見る目」とも。

腹八分目《はらはちぶんめ》に医者《いしゃ》いらず

満腹になるまで大食いせず、常に控えめに食べていれば、健康な生活を送れるという教え。類義語に「小食《しょうしょく》は長生《ながい》きのしるし」など。

甲斐《かい》なき星《ほし》が夜《よ》を明《あ》かす

今にも消えてしまいそうな弱々しい光の星でも一晩中光り続けるように、体の弱い人ほど体に気をつけて暮らすので、かえって長生きするというたとえ。

チャレンジ問題

Q7

意味が通じる文章になるよう、リストの漢字を空欄に当てはめてください。最後に、使われずにリストに残った漢字を答えてください。

難易度 ★★☆

答えは次ページ

□□の事を□えば□が□う
ということわざがあるけれど、
私がプロデュースした店が
□を□して年明けにオープン！
□えあれば□いなしと
しっかり準備を進めてきた。
□□が□くなる思いである。

解答欄

リスト

頭持笑苦来熱言
年憂満目鬼備

答え

解答：苦

来《らい》年《ねん》の事を言《い》えば鬼《おに》が笑《わら》う
ということわざがあるけれど、
私がプロデュースした店が
満《まん》を持《じ》して年明けにオープン！
備《そな》えあれば憂《うれ》いなしと
しっかり準備を進めてきた。
目《め》頭《がしら》が熱《あつ》くなる思いである。

漢字うんちく⑥

ごまかすことを「鯖《さば》を読《よ》む」というのはなぜ？

A 大雑把に鯖《さば》を数えていたから

魚市場ではかつて、鯖の数え間違いが多かったそうです。鯖が傷みやすいので急いで数えていた（あるいは利益をつり上げる意図があったとも）ため、「数をごまかす」ことを指すようになりました。なお、「読む」は「数える」の意味。

漢字うんちく⑦

「たらい回《まわ》し」ってなんのこと？

A 江戸時代に流行した曲芸

「たらい回し」はもともと、仰向けに並んだ数人の曲芸師たちが足でたらいを回しながら、隣の曲芸師へと順番に渡していく曲芸のこと。その光景から、物事を仲間内で受け渡しして押し付け合うことを指す言葉となりました。

チャレンジ問題 Q8

(a)～(f)の文の空欄に当てはまる言葉（ひらがな）を入れて、ことわざ・慣用句を完成させましょう。次に、空欄に入った言葉をパズルのマスに入れ、★のマスにできた言葉を答えてください。

難易度 ★★☆

答えは次ページ

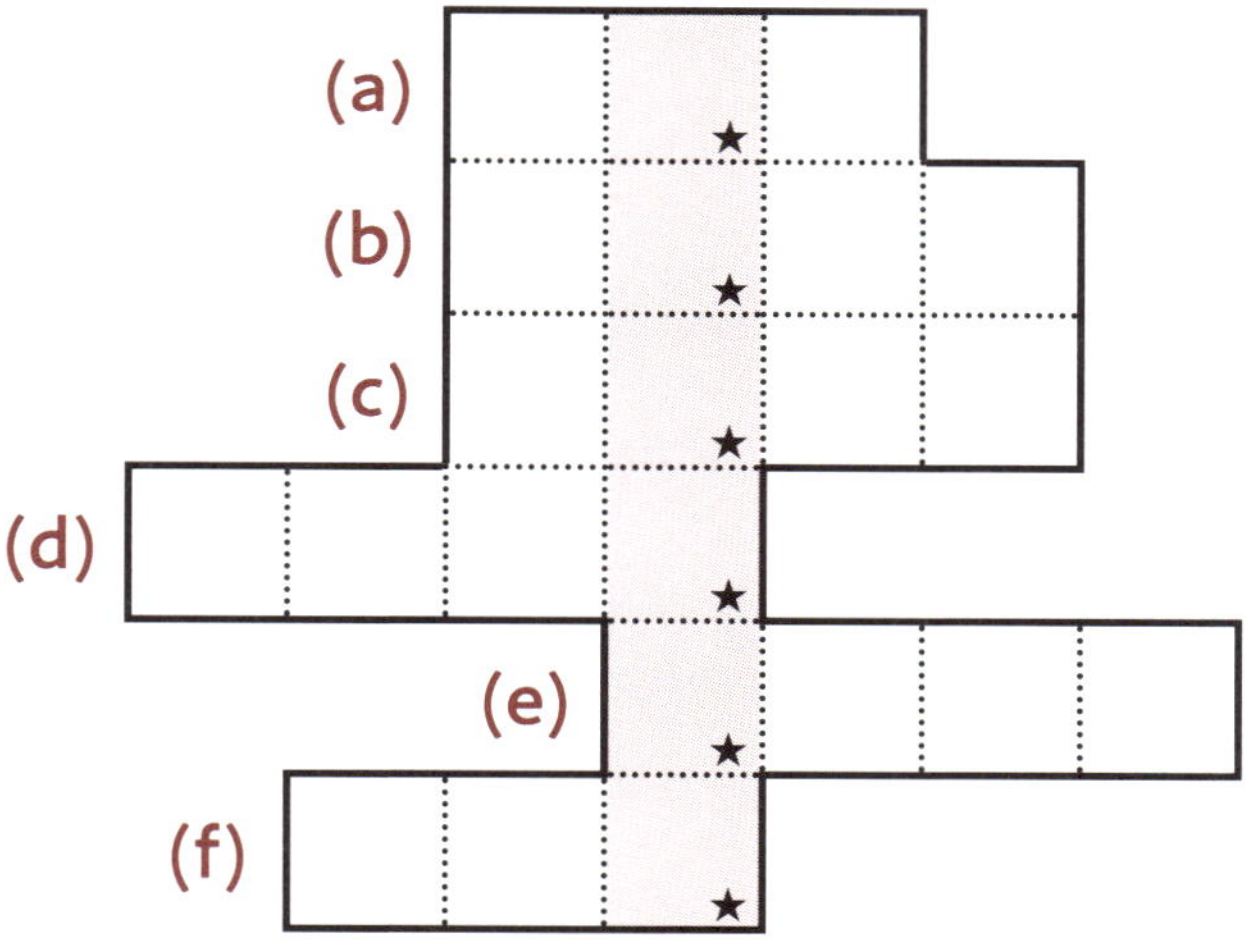

(a) 清水の□□□から飛び降りる

(b) □□□□を転じて福と為す

(c) 三人寄れば□□□□の知恵

(d) □□□□買いの銭失い

(e) □□□□を叩いて渡る

(f) 犬が西向きゃ尾は□□□

解答欄

答え

解答：たざんのいし（他山の石）

(a)			ぶ	た	い		
(b)			わ	ざ	わ	い	
(c)			も	ん	じ	ゅ	
(d)	や	す	も	の			
(e)				い	し	ば	し
(f)		ひ	が	し			

(a) 清水《きよみず》の舞台《ぶたい》から飛《と》び降《お》りる

(b) 禍《わざわい》を転《てん》じて福《ふく》と為《な》す

(c) 三人《さんにん》寄《よ》れば文珠《もんじゅ》の知恵《ちえ》

(d) 安物《やすもの》買《か》いの銭失《ぜにうしな》い

(e) 石橋《いしばし》を叩《たた》いて渡《わた》る

(f) 犬《いぬ》が西向《にしむ》きゃ尾《お》は東《ひがし》

漢字うんちく⑧

「藪医者《やぶいしゃ》」は、藪にいる医者？

A もともとは「野巫《やぶ》」だった!?

中世までは、巫女《みこ》が祈祷を行うことで病気治療にあたっていました。腕のよくない巫女は、田舎者を意味する「野」をつけて「野巫」と呼ばれるようになり、のちに腕のよくない医者について「野巫医者」と呼ばれるようになったといいます。このほか、〝野暮な医者〟がなまったとする説もあります。「藪」の字が当てられたのは、田舎をより強調するため、あるいは逆効果という意味の「藪蛇」からきているとも伝わります。

チャレンジ問題 Q9

設問１と２はそれぞれ、二人の人物の会話の一部です。会話の内容として最もふさわしいことわざ・慣用句を、❶～❸の中から選んでください。

難易度 ★★☆

答えは次ページ

設問1

Aさん「昨日はお酒を飲みすぎてしまって、今朝は気分が悪いんだ。もう二度とお酒は飲まないよ！」

Bさん「それは極端だね。飲酒はほどほどにすればいいのに」

Aさん「こんな気分、もう二度としたくないから」

❶ 怨み骨髄に入る

❷ 羹《あつもの》に懲りて膾《なます》を吹く

❸ 背に腹は代えられぬ

解答欄

設問2

Aさん「問題山積で対策会議が開かれたのに、会議では全然発言できなかった……」

Bさん「どうして？」

Aさん「いい解決策が浮かんでこなかったんだ」

❶ 案ずるより産むが易し

❷ 小田原評定

❸ 手をこまねく

解答欄

答え

設問1 ❷ 羹《あつもの》に懲《こ》りて膾《なます》を吹《ふ》く

深酒で気分が悪くなったことに懲りて飲酒をやめると宣言するAさんに対し、それは極端だとあきれるBさん。「羹に懲りて膾を吹く」は、以前の失敗に懲りて必要以上に用心すること。

※怨み骨髄に入る→P32／羹に懲りて膾を吹く→P82／背に腹は代えられぬ→P82

設問2 ❸ 手《て》をこまねく

問題に対処する解決策が浮かばず、会議で何も発言できなかったとつぶやくAさん。「手をこまねく」は、「準備して待ち構える」という意味で誤用されがちですが、本来は何もせずに傍観していることを表します。

※案ずるより産むが易し→P22／小田原評定→P42／手をこまねく→P64

漢字うんちく⑨

「三拍子《さんびょうし》揃《そろ》う」の三拍子って何？

A 三種の楽器による美しい拍子

「三拍子」とは、能楽において小鼓《こつづみ》、大鼓《おおかわ》、太鼓（または笛）の三種の楽器を用いた拍子のこと。それらがビシッと揃って調和していると素晴らしい演奏になることから、必要な条件がすべて揃っていることを「三拍子揃う」というようになりました。

漢字うんちく⑩

「てんてこ舞《ま》い」はどんな踊りなの？

A 囃子に合わせて踊る舞

「てんてこ」は、祭囃子《まつりばやし》などで使われる太鼓の音。そのリズムに合わせてせわしなく舞い踊ったことから「てんてこ舞い」という言葉が生まれたとされます。このほか、祭りで山車《だし》を先導した女性の「手古舞《てこまい》」という舞いを指し、これが「天手古舞《てんてこまい》」に転じたとする説もあります。

チャレンジ問題 Q10

例にならい、ひらがなを並び替えてことわざをつくりましょう。最後に、①〜④のことわざに出てくる数字を足し合わせた数字を答えてください。

難易度 ★★★

答えは次ページ

例

さましあめえ（冷ましあめえ）➡ あさめしまえ（朝飯前）

❶ どじょうのきしめんさ（泥鰌のきしめんさ）

➡

❷ しじをちゅういをきいてる（指示を注意を聞いてる）

➡

❸ みりんのせいちもからっぽ（ミリンの聖地も空っぽ）

➡

❹ しちゃくがあっていいひなり（試着があっていい日なり）

➡

解答欄

ヒント
いいことが一つもない!?

答え

解答：1116

❶ さんどめのしょうじき（三度目《さんどめ》の正直《しょうじき》）

❷ いちをきいてじゅうをしる（一《いち》を聞《き》いて十《じゅう》を知《し》る）

❸ せんりのみちもいっぽから（千里《せんり》の道《みち》も一歩《いっぽ》から）

❹ ひゃくがいあっていちりなし（百害《ひゃくがい》あって一利《いちり》なし）

↓

3＋1＋10＋1000＋1＋100＋1＝1116

漢字うんちく⑪

「青」や「緑」ではなく、なぜ「赤《あか》の他人《たにん》」？

A 「赤」に「まったくの」という意味があるから

「赤の他人」は、縁もゆかりもないまったくの他人のこと。この「赤」は、色を指すのではなく、「まったくの」「明らかな」といった意味を持つ接頭語で、「赤恥《あかはじ》」や「赤裸《せきら》」などでも見られる用法です。このほか、仏に供える水を意味する「閼伽《あか》」が由来とする説もあり、「閼伽」が「赤」に転じ、水のように冷たい他人として「赤の他人」になったとされます。

漢字うんちく⑫

「元《もと》も子《こ》もない」の「元」と「子」とは？

A 元金と利子

大金を得るために投資したのに、利益（利子）が出ないだけでなく元金までも失ってしまうことがもともとの意味。転じて、何もかもすっかりなくすことや、努力がすべて台無しになることを表すようになりました。「元も子も失う」も同じ意味の言葉です。

読んで味わおう！

江戸いろはかるたを愉しむ

「いろは」47文字に「京」の字を加え、その48文字を頭文字とすることわざを使った「いろはかるた」。ここでは、「犬も歩けば棒に当たる」で始まる江戸いろはかるた（通称・犬棒かるた）のことわざを紹介します。

- **い**　犬《いぬ》も歩《ある》けば棒《ぼう》に当《あ》たる
- **ろ**　論より証拠《しょうこ》 ➡P8
- **は**　花《はな》より団子《だんご》 ➡P76
- **に**　憎《にく》まれっ子《こ》世《よ》に憚《はばか》る ➡P94
- **ほ**　骨《ほね》折《お》り損《ぞん》のくたびれ儲《もうけ》け
- **へ**　屁《へ》を放《ひ》って尻窄《しりすぼ》め
- **と**　年《とし》寄《よ》りの冷《ひ》や水《みず》 ➡P12
- **ち**　塵《ちり》も積《つ》もれば山《やま》となる ➡P116
- **り**　律儀者《りちぎもの》の子沢山《こだくさん》 ➡P100
- **ぬ**　盗人《ぬすびと》の昼寝《ひるね》
- **る**　瑠璃《るり》も玻璃《はり》も照《て》らせば光《ひか》る
- **を（お）**　老《お》いては子《こ》に従《したが》え ➡P16
- **わ**　破《わ》れ鍋《なべ》に綴《と》じ蓋《ぶた》 ➡P82
- **か**　癩《かったい》の瘡《かさ》うらみ
- **よ**　葦《よし》の髄《ずい》から天井《てんじょう》を覗《のぞ》く
- **た**　旅《たび》は道連《みちづ》れ世《よ》は情《なさ》け
- **れ**　良薬《りょうやく》（れう薬《やく》）は口《くち》に苦《にが》し ➡P72
- **そ**　総領《そうりょう》の甚六《じんろく》
- **つ**　月夜《つきよ》に釜《かま》を抜《ぬ》く［抜《ぬ》かれる］ ➡P110
- **ね**　念《ねん》には念《ねん》を入《い》れよ
- **な**　泣《な》きっ面《つら》に蜂《はち》 ➡P76
- **ら**　楽《らく》あれば苦《く》あり ➡P12
- **む**　無理《むり》が通《とお》れば道理《どおり》が引《ひ》っ込《こ》む ➡P70
- **う**　嘘《うそ》から出《で》た実《まこと》 ➡P78
- **ゐ（い）**　芋《いも》の煮《に》えたも御存《ごぞん》じない
- **の**　喉元《のどもと》過《す》ぎれば熱《あつ》さを忘《わす》れる ➡P82
- **お**　鬼《おに》に金棒《かなぼう》 ➡P12
- **く**　臭《くさ》い物《もの》に蓋《ふた》をする
- **や**　安物《やすもの》買《か》いの銭失《ぜにうしな》い ➡P40
- **ま**　負《ま》けるが勝《か》ち
- **け**　芸《げい》は身《み》を助《たす》ける
- **ふ**　文《ふみ》は遣《や》りたし書《か》く手《て》は持《も》たぬ
- **こ**　子《こ》は三界《さんがい》の首枷《くびかせ》 ➡P102
- **え**　得手《えて》に帆《ほ》を揚《あ》げる
- **て**　亭主《ていしゅ》の好《す》きな赤烏帽子《あかえぼし》
- **あ**　頭隠《あたまかく》して尻隠《しりかく》さず ➡P32
- **さ**　三遍回《さんべんまわ》って煙草《たばこ》にしょ
- **き**　聞《き》いて極楽《ごくらく》見《み》て地獄《じごく》
- **ゆ**　油断大敵《ゆだんたいてき》
- **め**　目《め》の上《うえ》の瘤《こぶ》
- **み**　身《み》から出《で》た錆《さび》 ➡P8
- **し**　知《し》らぬが仏《ほとけ》
- **ゑ（え）**　縁《えん》は異《い》なもの味《あじ》なもの ➡P100
- **ひ**　貧乏暇《びんぼうひま》なし
- **も**　門前《もんぜん》の小僧《こぞう》習《なら》わぬ経《きょう》を読《よ》む ➡P14
- **せ**　背《せ》に腹《はら》は代《か》えられぬ ➡P82
- **す**　粋《すい》は身《み》を食《く》う
- **京**　京《きょう》の夢《ゆめ》大阪《おおさか》の夢《ゆめ》

と

な

に

ぬ

お

か

う

え

索引

第1章〜第3章、およびコラム内に登場した慣用句・ことわざを五十音順に掲載しています。

あ

い

編著　朝日脳活ブックス編集部

【スタッフ】

編集協力	嘉屋剛史、古橋龍一（美和企画）
カバーデザイン	相原真理子
本文デザイン	稲垣結子（ヒロ工房）
イラスト・写真	mago、ピクスタ
パズル制作	石田竹久
校正	関根志野、西村海香
企画・編集	塩澤 巧（朝日新聞出版 生活・文化編集部）

朝日脳活ブックス⑤
ことわざ・慣用句で鍛える 漢字脳トレ帳

編　著　朝日新聞出版

発行者　片桐圭子

発行所　朝日新聞出版

　　　　〒104-8011 東京都中央区築地5-3-2
　　　　（お問い合わせ）infojitsuyo@asahi.com

印刷所　中央精版印刷株式会社

©2024 Asahi Shimbun Publications Inc.
Published in Japan by Asahi Shimbun Publications Inc.
ISBN 978-4-02-333418-2

定価はカバーに表示してあります。
落丁・乱丁の場合は弊社業務部（電話03-5540-7800）へご連絡ください。
送料弊社負担にてお取り替えいたします。

本書および本書の付属物を無断で複写、複製（コピー）、引用することは著作
権法上での例外を除き禁じられています。
また代行業者等の第三者に依頼してスキャンやデジタル化することは、
たとえ個人や家庭内の利用であっても一切認められておりません。

本書は2024年10月末時点での情報を掲載しております。